はじめに

　いままでにも精神科疾患に使用する薬剤を詳細に記載した専門書は多々ありました。しかし，実際に精神科医として臨床経験を積まないとわからないことも多いのです。内科や外科専門医がイコール精神科専門医でないことは言うまでもありません。たとえば，認知症専門医の筆者が，がん患者の訴えを聞いただけで，がん治療の専門書に書かれた薬剤を処方するようなものです。実際は，選択すべき薬剤の種類もわからず，途方に暮れるだけでなにもできないと思います。

　筆者自身のこれまでを振り返ると，薬物治療の手順に科学的な根拠は少なく，大部分が経験のように思います。また，その経験も，歴代の教授や先輩の処方をまねて患者さんに薬剤を投与し，そのようすを観察するという日々のくり返しで，効果がないことにがっかりしたり，予想しない副作用に悩むことも多々ありました。

　現在の認知症患者は 400 万人を超え，ますます増加する傾向にありますが，誰が対応をすべきなのでしょうか。筆者は，生活習慣病などの基礎疾患を診ている，かかりつけ医が主治医になるべきだろうと思っています。認知症は認知機能の障害，BPSD（認知症の心理・行動症状），身体症状の 3 つに区分できますが，決して独立して存在するわけではありません。かかりつけ医は身体症状だけでなく，必然的に認知機能障害と BPSD も治療しなければなりません。

　本書は，筆者らが認知機能障害や BPSD などに対して，診療場面で最初に処方している薬剤をまとめたものです。したがって，エビデンスに基づくものというより，私的な経験に基づいたものが大部分です。しかし，筆者らが実際に臨床で使用した範囲では，目立った副作用もなく，BPSD も改善する例が多数ありました。そのため，認知症

のBPSDになじみが少ない，かかりつけ医の先生方の認知症治療の第一歩として，筆者が教授や先輩の処方をまねたように，ぜひ本書の処方をまねて，その改善の有無を確かめていただきたいと思っています。

　ただし，本書にある処方のみですべての症状が改善することもないと思っています。そのためには，さらに難治例に対応するために「上級編」が必要なのかもしれませんが，まだ書いておりません。当面は，症状が改善しないときは迷わずに認知症専門医に紹介することで問題を解決していただきたいと思っています。

　本書の出版にあたり，当院メモリークリニックに関係するスタッフの協力を得ました。とくに，処方ポイントは当院精神科部長 米村公江氏に，ケアポイントは当院認知症看護認定看護師 岡村真由美氏にそれぞれアドバイスを受けました。

　ここに感謝の意を表したい。

　2013年秋

宮永和夫

CONTENTS

本書の使い方 …………………………………… 7

1. 妄想 …………………………………………… 16
2. 幻聴 …………………………………………… 18
3. 認知症状を伴う幻視 ………………………… 20
4. 意識障害を伴う幻視 ………………………… 22
5. 幻臭・幻味 …………………………………… 24
6. 体に感じる幻覚・妄想 ……………………… 26
7. 興奮 …………………………………………… 28
8. 暴力・暴言・破壊・叫声 …………………… 30
9. 大声 …………………………………………… 32
10. うつ病・うつ状態 …………………………… 34
11. アパシー（意欲低下・無関心）…………… 36
12. 妄想を伴ううつ状態 ………………………… 38
13. パニック発作がみられる不安・焦燥 ……… 40
14. パニック発作がない過度の緊張・焦燥 …… 42
15. 多幸 …………………………………………… 44
16. 衝動行為（反社会的なもの）……………… 46
17. 衝動行為（反道徳的なもの）……………… 48
18. 万引き・窃盗 ………………………………… 50
19. 性的逸脱行為 ………………………………… 52
20. 易刺激性・易怒 ……………………………… 54
21. 情緒不安定 …………………………………… 56
22. 徘徊・迷子 …………………………………… 58
23. 意識障害による行動障害 …………………… 60
24. 周徊・固執 …………………………………… 62
25. 興奮・焦燥・夕暮れ症候群 ………………… 64
26. 急性期のせん妄 ……………………………… 66
27. 早期に鎮静が必要なせん妄 ………………… 68
28. 遷延化したせん妄 …………………………… 70
29. 過食 …………………………………………… 72
30. 異食 …………………………………………… 74

31. 小食・拒食	76
32. 入眠障害	78
33. 睡眠薬の使用が困難な睡眠障害	80
34. 熟眠障害・中途覚醒・早朝覚醒	82
35. 過眠傾向	84
36. むずむず脚症候群	86
37. レム睡眠行動障害	88
38. 嚥下障害	90
39. 便秘	92
40. 記憶障害（軽度）	94
41. 記憶障害（中度〜重度）	96
42. 注意障害	98
43. 遂行機能障害	100

付録

製品の作用と副作用 …… 104
Basic Knowledge …… 122
 1. アルツハイマー型認知症（Alzheimer Disease：AD）…… 122
 2. 血管性認知症（Vascular Dementia：VaD）…… 122
 3. レビー小体型認知症
   （Dementia with Lewy Body：DLB）…… 123
 4. 前頭側頭葉変性症
   （Frontotemporal lobular Degeneration：FTLD）…… 123
Advanced Knowledge …… 124
 1. 鑑別すべき疾患 …… 124
 2. 適用外処方とされている薬剤の扱い …… 124
 3. 臨床心理検査 …… 124
 4. 妄想の種類 …… 125
 5. 心気症状 …… 127
 6. 幻覚 …… 127
 7. うつ状態 …… 128

索引 …… 135

本書の使い方

　BPSD（Behavioral and Psychological Symptoms of Dementia）は，「認知症の心理・行動症状」と訳されます。当然ながら，認知症にみられ，その内容は，認知症の種類と病期（stage）に関係します。他方，介護の視点からみると，BPSDとは，認知症の人が置かれた環境への反応であったり，対応する介護者への反応です。そのため，BPSDに対する対応の基本は，第一に環境への適応を援助することですし，第二に介護者の的確な対応です。そして，それらが十分な効果を果たさないとき，控えめに薬物療法が選択されることになります。

　この本は，対応が困難であったBPSDに対して，筆者らが実践してきた薬物療法を簡潔に示したものです。ただし，これはevidence-based medicineでなく，筆者らの成功事例に基づくnarrative-basedのmedicine（通常はmedicineは医学・医療ですが，ここでは薬剤の意味）です。言うまでもなく，心理症状も行動症状も，認知症の人が示す反応ですから，根治療法でなく，主な症状を標的とした対応療法になります。ただ，興味深いことに，標的症状を的確に捉えて治療すると，同時にみられるいくつかの症状が改善することがあるのです。

　ここにまとめた色々な薬剤・ケアを用い，是非身近に診られている認知症の患者さんとその家族の方々のQOLを改善していただきたいと願っています。しかし，もし改善効果がみられなかった場合には，遠慮なく専門医にご紹介いただきたいとも思っています。

1. まず，認知症の種類と程度を診断する必要があります。

　認知症の原因となる疾患の種類は，70ほどあるといわれています。それらのほとんどの疾患にみられる中心的な症状は，記憶障害，注意障害，遂行機能障害などで，これらを中核症状と呼びます。また，これらの中核症状は，認

知症の発症初期より末期までいずれの時期でもみられる症状でもあります。他方，BPSD は，認知症の心理・行動症状と訳されるように，認知症にみられる症状ですが，中核症状と異なり，認知症の原因となる疾患の種類によって内容が違ったり，ある一定の時期のみ，みられる症状です。さらに，介護者が的確な対応をとったり，居住環境を調節することによって増悪したり消失することもある症状でもあります。

そのために，BPSD に対して的確な対応を行うには，まず第1に認知症の種類を診断すること，また認知機能の障害程度を知る必要があります。ただし，FTLD（前頭側頭葉変性症）やアルコール関連障害では，記憶障害や見当識障害が初期は保たれていて，HDS-R や MMSE などの簡易認知症テストでは得点の低下はみられないことに注意が必要です。また，既往歴に，知的障害，発達障害，統合失調症，うつ病がある場合も，得点が影響を受けるので注意が必要になります。

2. NPI 評価尺度に準じた評価表で，BPSD の内容をチェックします。

NPI（Neuropsychiatric Inventory）は Cummings ら（1994）が作成し，博野らが日本語版（1997）を報告した認知症の症状評価尺度です。この冊子では，NPI 評価尺度の項目を参考にし，解説をつけてよりわかりやすく改変したのが BPSD 評価表です。なお，NPI の項目を参考にしたいといっても，必要ないと筆者が判断したものは省略したり，別項に移動させましたので，残念ながら NPI の代わりにはなりません。

全項目をチェックしてから，該当した薬物治療の項目を参照して下さい。もし，必要な項目だけをチェックして薬物治療を開始した場合でも，改善が明らかでない場合は，他に隠れた BPSD がなかったのか，すべてを再チェックしてみて下さい。その際みつかった項目がある場合には，その症状を標的症状として薬剤の変更を試みて下さい。

3. BPSD の内容に応じて，必要な薬剤を選択し，投与量と副作用に注意して処方します。

　BPSD の項目が1つの場合は，その項目に示した薬剤を選択します。なお，効果が不十分の場合は，1〜2週間で次の薬剤に変更してもよいですし，同じ薬剤で1ヵ月程度はようすをみてもよいと思います。

　BPSD の項目が複数みられる場合は，もっとも対応困難な症状を第1の標的症状とします。薬物治療を開始してから，1週間を経過しても全く変化がない場合には，次の症状を標的症状として，処方変更します。薬物治療では，主作用とともに副作用も熟知しておく必要があると思います。また，処方の内容とそれぞれの薬剤の主作用と副作用については，認知症の本人と家族に文書で示し，変化があるときは，主治医に連絡するように伝えるべきです。

4. 効果がない場合は，治療開始後2ヵ月を目途に専門医に紹介します。

　認知症の人は，かかりつけ医が継続的にみていくのが理想です。治療困難で専門医に紹介しても，再度逆紹介を受けることになると思います。その際は，専門医の処方を是非参照として，さらなる処方のバリエーションを増やして欲しいと思います。

5. 薬剤の商品名による表示

　本書では，薬剤を一般名でなく，商品名で表示しました。これは，一般名は馴染みがなく，処方は商品名で行っているためです。しかし，商品名では公平性は保てず，1つの会社に偏り，その会社との間に某かの利益相反が生じるのではと言われるかもしれませんが，この指摘が正しいとは思いません。あくまでも今もそしてこれからも筆者はその薬剤を商品名で処方するからに他なりません。そして，読者が薬剤を使う場合，同じ成分の製剤は同じ効果をもつわけですから普段に使いなれている別の商品を使うことは何も問題ないと思います。

BPSD の評価

以下の項目で該当するものにチェックをつけてください。

I．妄想	以下の1つの項目でもみられれば，ありとする。
□ 1．被害妄想	○「周囲から見張られている」，「悪口を言われる」，「嫌がらせをされる」，などという。
□ 2．物をとられる（物盗られ妄想）	○「大事なものがなくなった」，「○○が盗んだ」，などという。
□ 3．嫉妬妄想	○配偶者が「浮気をしている」という。
□ 4．人がいる	○「自分の家に誰か他人が住んでいる（幻の同居人症候群）」，「自分の鏡像を自分と認識せずに対応する（鏡現象）」などが含まれる。
□ 5．カプグラ症候群	○家族が誰か知らないにせ者・替え玉であると思うこと。
□ 6．見捨てられ	○家族に見捨てられたと思うこと。
□ 7．テレビ体験	○テレビの中の人が実際の人で部屋にいると思い，テレビに話しかける行動をいう。
□ 8．重複記憶錯誤	○本来1つのものが複数存在すると思うこと。「ここにいるのも本当の一人娘だけれど，もう1人別なところに同じ娘がいるような気がする」などという。

II．幻覚	以下の1つの項目でもみられれば，ありとする。
□ 1．幻聴・幻声	○自分に対する悪口やささやく声がある。
□ 2．対話性幻聴	○患者の行動や考えに口を出す第三者同士の会話の声が聞こえる。直接患者本人に話しかける場合も含む。
□ 3．幻視	○実際にないもの（ヒト，動物，火事）が見える。
□ 4．幻臭（嗅）	○実際に臭わないものが臭う。嫌な臭いのことが多い。
□ 5．体感幻覚	○皮膚感覚や内臓感覚などの領域の幻覚。かゆみ，ピリピリ感，虫が這っている感じ，お腹の中にものがあって動くなど。
□ 6．幻味	○実際にはないものの味がする。毒物などと思うことが多い。

III．興奮	以下の1つの項目でもみられれば，ありとする。
□ 1．拒否・拒絶	○入浴や更衣などの介護・介助を拒否したり拒絶する。
□ 2．暴言・叫声	○暴言は「無礼で乱暴な言葉」。叫声は「さけび声」で，意味のない大きな声で制止不能のことが多い。
□ 3．破壊行為	○物を破壊する，物を投げる。

☐ 4. 暴力・他人を傷つける	○実際の暴力だけでなく，言葉や態度で相手を傷つけることも含む。
☐ 5. 大声	○叫声と違い，制止可能な場合が多い。難聴がある人に多い。

Ⅳ. うつ・不快　　以下の1つの項目でもみられれば，ありとする。	
☐ 1. 悲哀・抑うつ感情・孤独感	○「気がめいる」，「気分がふさがってこもりがちになる」，「心が晴々しない」などと表現される感情。また，理由なく，すぐ泣くこと（感情失禁は除く）。
☐ 2. 微小妄想	○自己の人格や能力，健康財産を過小評価して自分は意味の無い価値の無い存在と思うこと。 ○貧困妄想（貧乏になってしまった，お金がないので治療も受けられない），罪業妄想（自分は罪を犯した，悪いことをした）なども含まれる。
☐ 3. 悲観	○落胆したり，「将来への希望がない」などという。
☐ 4. 自殺念慮・願望	○自殺を考えたり，望んだりする。希死念慮ともいう。

Ⅴ. 不安・焦燥　　以下の1つの項目でもみられれば，ありとする。	
☐ 1. 不安・焦燥	○不安とは，漠然とした恐れの感情をいう。なお，対象がはっきりしている場合は，恐怖という。 ○焦燥とは，いらだち焦る気持ちをいう。
☐ 2. 予期不安やパニック発作	○予期不安とは同じ発作がまた起こるのではないかと心配すること。 ○パニック発作では，突然起こる動悸や発汗，ふるえ，息苦しさ，めまいなどの身体症状と，予期不安がみられる。
☐ 3. 分離不安・つきまとい	○愛着のある人や家庭などの場所から離れるときに生じる不安。 ○介護者に対して，トイレも含めてずっとまとわりつく行為。

Ⅵ. 多幸　　以下の1つの項目でもみられれば，ありとする。
☐ 1. 異常に上機嫌である。
☐ 2. 葬儀の席や公式の行事の最中など，状況（TPO）に関係なく笑ったりする。
☐ 3. 児戯的，悪ふざけや冗談をいう。

Ⅶ. 無為・無関心　　以下の1つの項目でもみられれば，ありとする。	
☐ 1. 自発性低下	○活発さがない。1日中横になっていたり，必要な家事をしない。 ○以前好きだった趣味もしなくなる。
☐ 2. 寡言	○話すことはできるが，自分から積極的に話をしない。

□ 3. 喜怒哀楽が少ない		○周囲に対して，感情的な反応（喜怒哀楽）が見られない。
□ 4. 無関心		○友や家人に注意を払わない，また他人の活動に関心や興味を示さない。

Ⅷ. 脱抑制	以下の1つの項目でもみられれば，ありとする。	
□ 1. 衝動的行為		○突然，知らない人に話しかけるなど，無遠慮な行為や無礼な行為をすること。
□ 2. 粗野・卑猥な言動		○突然他人に触ったり，覗いたり，抱きしめたりすること。
□ 3. 万引き・窃盗		○販売目的の物を黙って取り，自分の物にすること。
□ 4. 性的逸脱行為		○身体的接触，卑猥な言葉，自慰などの行為。

Ⅸ. 易刺激性・情動が不安定	以下の1つの項目でもみられれば，ありとする。	
□ 1. 易刺激性		○簡単・容易に不機嫌になること。
□ 2. 情動不安定		○気分にむらがあったり，気むずかしいこと。
□ 3. 易怒		○些細なことですぐ怒る，ないし怒りやすいこと。 ○コミュニケーションが不十分になった場合の『不快』を表す1つのサインでもある。 ○反射のように生じ，原因が明らかでない場合もある。

Ⅹ. 行動障害（行動異常）	ここは，各項目ごとに評価する。	
□ 1. 徘徊 （迷子になる）		○場所や自分の家がわからなくなる。 ○見当識障害の場合と意識障害の場合がある。
□ 2. 周徊 （迷子にならない）		○毎日同じ所を歩き回るが，自分のいる場所などはわかっている。
□ 3. 常同行為 （徘徊を除く）		○着脱を繰り返す，手遊びなどを繰り返すなど，同じ行為を繰り返すこと。
□ 4. 静座不能 （アカシジア）		○落ち着いて座っていられない，過度に四肢を動かす。 ○薬剤の副作用の場合がある。
□ 5. 固執		○自分の意見・態度に強く拘り，態度や行動を変えないこと。
□ 6. 夕暮れ症候群		○「帰宅欲求」，「夕方の不穏」や無断外出としてみられる。

Ⅺ. せん妄（意識障害）	ここは，各項目ごとに評価する。	
□ 1. 急性期		○意識障害が1週間以内で改善するものをいう。

□ 2. 遷延化	○せん妄状態が1週間以上続くものをいう。 ○身体疾患が重症の場合が多い。認知症の場合，血管性認知症に多いが，アルツハイマー型認知症に合併することがある（この場合，脳血管障害を合併していることが多い）。
XII. 摂食障害	以下の1つの項目でもみられれば，ありとする。
□ 1. 過食	○普通以上に食べること。 ○口唇傾向（食嗜好の変化，過食，喫煙や飲酒の過多など）の1つの症状です。
□ 2. 異食	○食べられないものや毒であっても食べてしまう。
□ 3. 小食・拒食	○食事をほとんど食べない，または「いらない」と拒否をすること。
XIII. 睡眠障害	以下の1つの項目でもみられれば，ありとする。
□ 1. 不眠	○入眠障害，早朝に目が覚めてその後眠れない，夜間頻回に目を覚ます，ぐっすり寝た気がしないなどの症状がある。
□ 2. 過眠	○日中から寝ている（夜間も眠れている場合が多い）。
□ 3. 睡眠・覚醒リズム障害	○日中昼寝をするかわりに，夜間は何回か覚醒する。 ○夜間の不眠の症状が，せん妄の初期症状になることもある。
XIV. 身体症状	ここは，各項目ごとに評価する。
□ 1. 嚥下障害	○意識障害，球麻痺，仮性球麻痺，舌・咽頭の構造障害などがある。 ○薬剤による副作用で起こることもある。
□ 2. 便秘	○器質性，機能性（弛緩性，けいれん性），薬剤性などに区別される。 ○便秘がなくても，排便にこだわることがあり，心気症といわれる。
VI. 中核症状の評価	以下の項目で該当するものにチェックをつけてください。
□ 1. 記憶障害	○短期記憶の障害（聞いたことをすぐ忘れる，自分が言ったり聞いたりしたことを忘れて，何度も繰り返して言ったり聞いたりする）。 ○近時記憶の障害（数分前のことや1～2日前の出来事を忘れている）。
□ 2. 注意障害	○1つの対象への集中ができず，気が散る（転導性亢進）。 ○運転しながら，おしゃべりするなどのように，2つ以上の課題に対して，同時に注意を分配できない。

☐ 3. 遂行機能障害	○計画や企画を自分から能動的にできず、受け身になったり、状況が変化したとき、適切な対応をとって目的を達成することができないこと。 ○具体的には、料理や買い物、労働、旅行などを、自分で計画し、実行できない。重度になると、整容や掃除など日常生活もできなくなる。

ステップ式基本処方

1. 妄想

- 「まわりの人に見張られている！」と言い出しました。
- 「嫌がらせや悪口を言われている！」と言い張ります。
- 「大事なものがなくなった（盗まれた）！」と責められます。
- 「浮気をしている」と言って話を聞いてくれません。

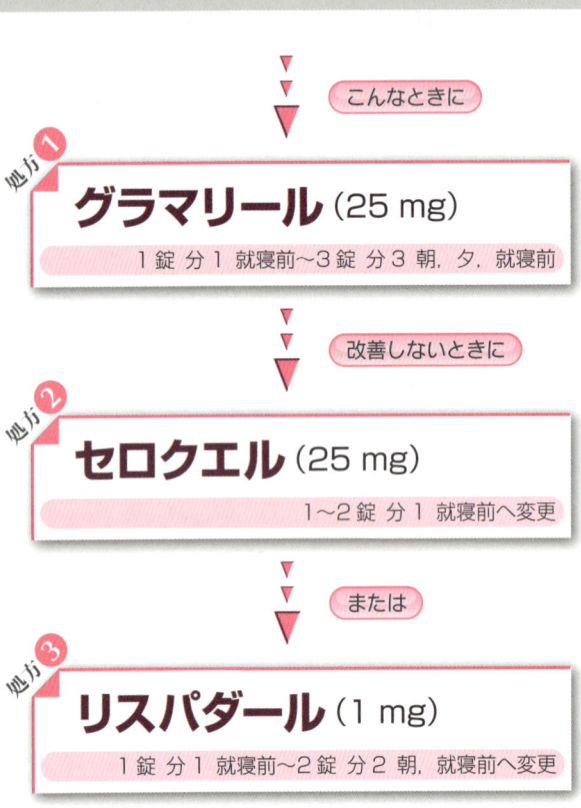

こんなときに

処方1 グラマリール（25 mg）
1錠 分1 就寝前～3錠 分3 朝，夕，就寝前

改善しないときに

処方2 セロクエル（25 mg）
1～2錠 分1 就寝前へ変更

または

処方3 リスパダール（1 mg）
1錠 分1 就寝前～2錠 分2 朝，就寝前へ変更

処方ポイント

- 色々な種類の妄想がありますが,処方薬剤は一緒です。
- 治療の効果の有無は1週間程度で判定します。最大でも2週間程度で評価し,効果がなかったら,薬剤は変更します。
- 少量より使用し,副作用が発生しないように注意しながら増量して反応をみます。

 ケアポイント

1.もの盗られ妄想
- 本人の言うことを否定しないことです。一緒に探します。この時患者自身が自分で見つけることができるように誘導します(直接手を出さないことが大切です)。
- 片づける場所を決めるなど,単純でわかりやすい生活環境にします。

2.被害妄想など
- 訴えに耳を傾け,理解者であることを態度で示します。言ったことを訂正せず,共感する態度で接します。
- 施設に入所している場合,疑われた職員は,近づかずに,別の人が介護の中心になるとよいと思います。
- 気分転換や場面を変えて,他のことに気持ちを向けられるようにします。

3.嫉妬妄想
- 配偶者と一緒に過ごす時間を長くして,他の異性と一緒に出かけたり,面会したりしないようにします。
- 訴えを否定しないで,耳を傾けるように心がけます。

2. 幻聴

- おばあちゃんが「悪口を言う声が聞こえる」と言い出しました。
- 水の音や車のエンジンの音と一緒に，人の声がすると言います。
- 何も聞こえないのに，「音楽が聞こえる」と言います。

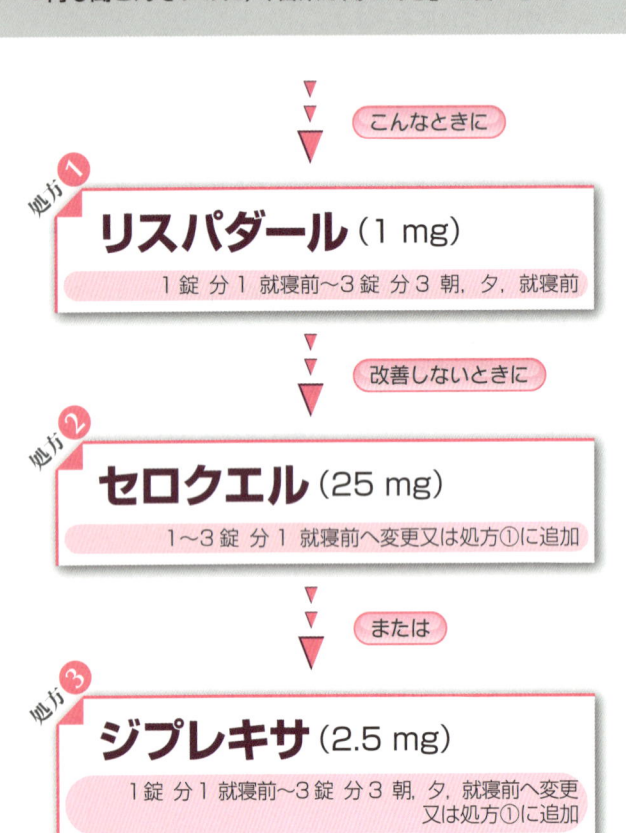

こんなときに

処方1　リスパダール（1 mg）
1錠 分1 就寝前〜3錠 分3 朝，夕，就寝前

改善しないときに

処方2　セロクエル（25 mg）
1〜3錠 分1 就寝前へ変更又は処方①に追加

または

処方3　ジプレキサ（2.5 mg）
1錠 分1 就寝前〜3錠 分3 朝，夕，就寝前へ変更又は処方①に追加

処方ポイント

- 外来での治療の効果は1週間程度で判定します。最大でも2週間程度で評価し，効果がない場合は薬剤を変更・追加します。
- 少量より使用し，副作用が発生しないように注意しながら増量して反応をみます。

 ケアポイント

- 他人が見えたり聞こえたりしない幻であっても，本人には実際に見えたり聞こえたりしています。本人がうそを言っているわけではないので，荒唐無稽なことと否定しないことが大切です。まず，見えたり聞こえている事実を受け入れます。そうすることによって，患者さんは安心して話すことができます。
- 気分転換・場面を変えて，他のものに気持ちが向けられるようにします。

◉レビー小体型認知症と幻聴

　レビー小体型認知症は認知機能の変動と幻視そしてパーキンソン症状の3症状が特徴ですが，幻視ばかりか幻聴が主の患者さんもいます。そのような時，抗精神病薬を投与するとどうなるのでしょうか。幻聴は消失せず，代わりに副作用として振戦や歩行障害などのパーキンソン症状が出現します。一方，保険適用外ですが，アリセプトやレミニールを処方すると，通常量に届かない少量だけで幻覚が消失することが多く，感動します。では，幻聴がある統合失調症の高齢者にアリセプトを使用したらどうなるでしょうか。筆者の経験した少数の症例では，幻聴は消失しませんでした。かといって，逆に精神症状も悪化せず，何の変化も生じませんでした。理由はわかりません。

ステップ式基本処方

3. 認知症状を伴う幻視

- おばあちゃんが、「知らない子供達が来て、皆で遊んでいる。追いかけるとどこかに隠れてしまった」と言っています。昼も夜もあるようです。

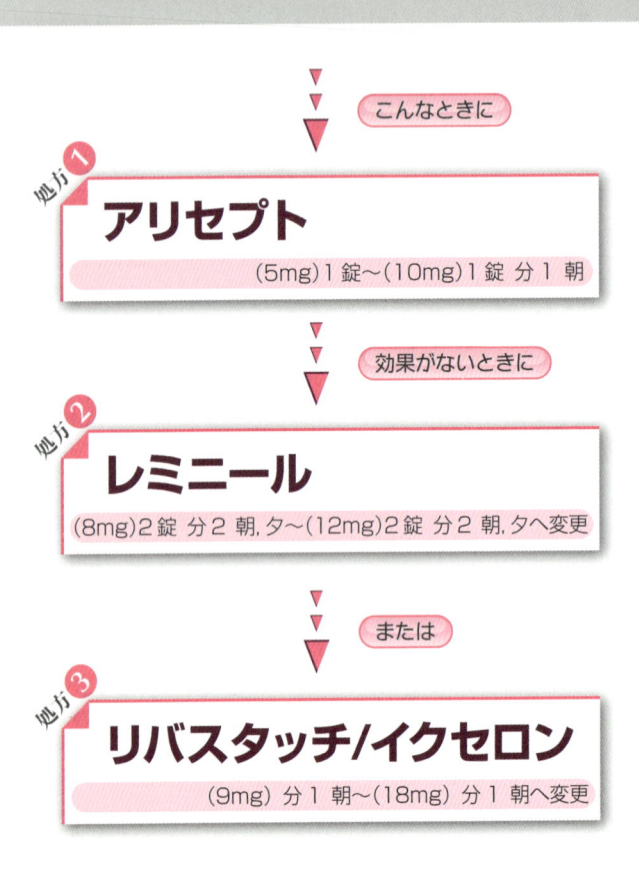

こんなときに

処方 1
アリセプト
(5mg) 1 錠～(10mg) 1 錠 分 1 朝

効果がないときに

処方 2
レミニール
(8mg) 2 錠 分 2 朝,夕～(12mg) 2 錠 分 2 朝,夕へ変更

または

処方 3
リバスタッチ/イクセロン
(9mg) 分 1 朝～(18mg) 分 1 朝へ変更

処方ポイント

- 夜間だけでなく，日中にも見えたり，その内容をいつでも述べることができたり，見える対象が，動き回っていたりする場合は，レビー小体型認知症やアルコール・薬物の離脱時にみられる幻視です。
- 少量より使用し，副作用が発生しないように注意しながら増量して反応をみます。
- 効果のないときはメマンチンを追加して改善することもあります。

 ケアポイント

- 幻視・錯視の要因となるものは片づけます。
- 他人が感じない幻であっても，本人は実際に感じたり悩んでいます。本人がうそを言っているわけではないので，荒唐無稽なことと否定しないことが大切です。まず，その事実を受け入れます。そうすることによって，本人は安心して話すことができます。
- 気分転換・場面を変えて，他のものに気持ちが向けられるようにします。

4. 意識障害を伴う幻視

- おじいちゃんが,「おばあちゃんがそこに見える」と言い出しました。祖母は何年も前に死んだのに。後で聞くと, 言ったことを忘れています。

こんなときに

ユベラ N (200 mg)

3錠 分3 毎食後

＋

グラマリール (25 mg)

1錠 分1 就寝前〜3錠 分3 毎食後

効果がないときに

シンメトレル (50 mg)

3錠 分3 毎食後へ変更

＋

セロクエル (25 mg)

1錠 分1 就寝前〜3錠 分2 朝, 就寝前へ変更

処方ポイント

- 夜間にみられ，日中にはそのことを覚えていない場合，意識障害による幻視が多いようです。
- 原因・疾患を明らかにした上でその治療と調整して処方を行います。
- 少量より使用し，副作用が発生しないように注意しながら増量して反応をみます。
- 原因となる疾患の治療がうまくいくと，幻視も2〜数日で改善します。

 ケアポイント

- 夜間見えないものが見える時は，部屋を明るくしておきます。何もないことを確認してもらえたり，覚醒レベルを上昇させることになります。
- 慣れない環境への不安感なども影響します。病院などでは家族が付き添うと改善します。
- 慣れ親しんだ環境へ調整します。

●展望記憶とは

　過去に遡って思い出すタイプの記憶（回顧記憶，エピソード記憶など）に対して，これから行うべき行動を忘れず実行するための記憶を，展望記憶（prospective memory）といいます。「いつ」「なに」を行うかについて，ずっと意識していなくても，必要で適切な時期になると再び思い出します。約束していたことを，約束の日の朝に自然と思い出すような記憶です。老化や精神疾患（統合失調症）で低下することがあります。責任部位は，前頭前野ないし前頭葉眼窩部といわれています。

5. 幻臭・幻味

- 「変なにおいがする，殺虫剤や毒かもしれない」と文句を言うことがあります。
- 「食事の中に毒が入っている。変な味がする」と言います。

こんなときに

ドグマチール（50 mg）

1錠 分1 就寝前〜3錠 分3 毎食後

効果がないときに

リスパダール（1 mg）

1錠 分1 就寝前〜3錠 分3 朝，夕，就寝前へ変更

処方ポイント

- 外来での治療の効果は1週間程度で判定します。最大でも2週間程度で評価し，効果がない場合は薬剤を変更・追加します。
- 少量より使用し，副作用が発生しないように注意しながら増量して反応をみます。
- 睡眠薬のアモバン服用中の場合などは減量ないし中止します。亜鉛欠乏症やビタミン B_1・B_{12} 欠乏症のときには亜鉛やビタミン B_1 を補充することも検討します。

 ケアポイント

- 他人が感じない幻であっても，本人には実際に感じたり悩んでいます。本人がうそを言っているわけではないので，荒唐無稽なことと否定しないことが大切です。まず，その事実を受け入れます。そうすることによって，本人は安心して話すことができます。
- 気分転換・場面を変えて，他のものに気持ちが向けられるようにします。

●いわゆる「万引き」行為について①

　前頭側頭型認知症（bvFTD）は，「万引き（shoplifting）」などで発見されるといわれます。しかし，AD では同じ行為をしても許されることが多いのです。この最大の理由は，疾患の病期と年齢に関係します。AD は高齢者で社会をリタイヤしている人，かつ病期は中期以降で，周囲の人々が病気であることをすでに知っていることが多いのに対して，bvFTD は，中高年で働き盛りの人，比較的初期に出現するために，正常人と区別できず，病気とは気づかれていないためです。

6. 体に感じる幻覚・妄想

- おじいちゃんが,「皮膚の下を虫が這っている」と言っています。
- 「体に電気をかけられる」と言っています。
- 「陰部や性器をいじられる」と言っています。

こんなときに

ドグマチール (50 mg)

1錠 分1 就寝前〜3錠 分3 毎食後

効果がないときに

リスパダール (1 mg)

1〜2錠 分1 就寝前　処方①に追加

それでも効果のないときに

コントミン/ウインタミン (25 mg)

1〜2錠 分1 就寝前 へ変更

処方ポイント

- 外来での治療の効果は1週間程度で判定します。最大でも2週間程度で評価し，効果がない場合は薬剤を変更・追加します。
- 少量より使用し，副作用が発生しないように注意しながら増量して反応をみます。

 ケアポイント

- 他人が感じない幻であっても，本人には実際に感じたり悩んでいます。本人がうそを言っているわけではないので，荒唐無稽なことと否定しないことが大切です。まず，その事実を受け入れます。そうすることによって，本人は安心して話すことができます。
- 気分転換・場面を変えて，他のものに気持ちが向けられるようにします。

◉いわゆる「万引き」行為について②

　AFTP（The association of frontotemporal degeneration）では，万引きを衝動買いや盗食と共に衝動行為に分類しています。確かに，今まで日本で分類されていた脱抑制，反社会的行為や軽犯罪よりも適切な表現と思いますが，筆者は認知症にその言葉を使うのは誤用で，かつ差別用語と考えています。Dihlらは bvFTD 患者全体の「万引き（shoplifting）」の頻度を26%と報告していますが，他に報告は見あたりません。今後，この頻度の調査は必要なものと思われます。

7. 興奮

- お風呂に入れようとすると，嫌がってなかなか入ってくれず，興奮し出しました。
- 汚れてしまった洋服を着替えさせようとすると嫌がって怒ります。

▼

まずは本人に理由を聞き，それでもダメなら

グラマリール (25 mg)

1錠 分1 就寝前～3錠 分3 毎食後

▼

効果がないときに

抑肝散 (2.5 g)

1包 分1 朝～3包 分3 毎食後　処方①に追加

▼

それでも効果のないときに

セロクエル (25 mg)

1錠 分1 就寝前～3錠 分3 毎食後へ変更

処方ポイント

- 興奮は，早期に解決することが必要です。薬剤の効果判定は3日程度ですべきです。

 ケアポイント

- 叱らずに，興奮のおさまるのを待ち，何が原因か本人に尋ねましょう。
- 興奮が続く場合には，場所を移して気分転換をはかります。また，一時的に刺激の少ない個室に退避させることが有効なこともあります。
- 運動が不足している可能性があるので，体力にあわせて運動をさせます。
- 原因を訴えられない場合，どのような要求を，どのような時間や場所でしているかを調べて，推測します。
- ささいなきっかけや不満などがあればその原因を解消します。また，音楽や絵を描くなどリハビリテーションの要素なども取り入れます。

8. 暴力・暴言・破壊・叫声

- 着替えさせようとしたら，おじいちゃんに殴られました。
- 理由もなく，急に怒鳴ります。
- 1日中，意味が通じない金切り声をあげています。

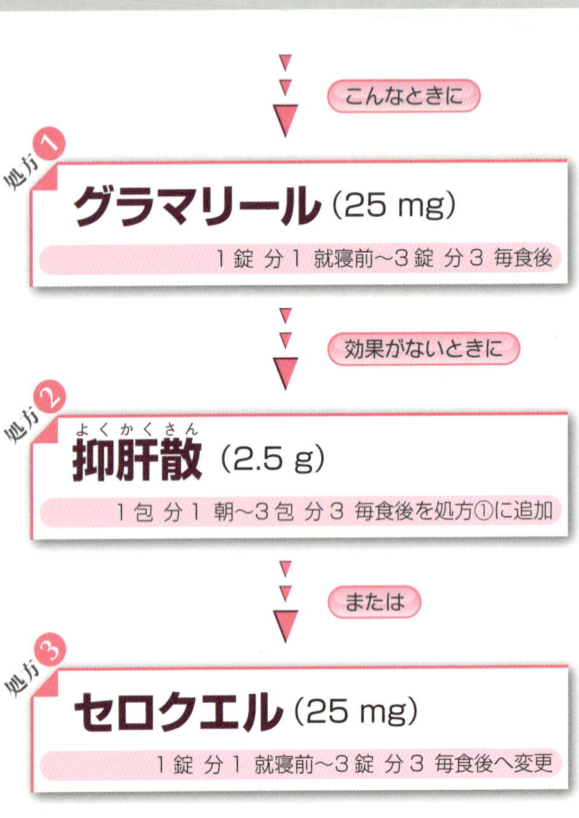

こんなときに

処方1
グラマリール（25 mg）
1錠 分1 就寝前～3錠 分3 毎食後

効果がないときに

処方2
抑肝散（よくかくさん）（2.5 g）
1包 分1 朝～3包 分3 毎食後を処方①に追加

または

処方3
セロクエル（25 mg）
1錠 分1 就寝前～3錠 分3 毎食後へ変更

処方ポイント

- 暴力・暴言・破壊・叫声は，早期に解決することが必要です。薬剤の効果判定は3日程度ですべきです。
- 副作用が発生しないように注意することは大切ですが，効果がない場合は，早めに増量します。
- 上記の薬剤で効果がない時は，テグレトール（100 mg）1錠 分1 就寝前〜（200 mg）3錠 分3 毎食後を追加するか，リスパダール（1 mg）1錠分1 就寝前〜3錠分3 毎食後に処方変更してようすをみます。

 ケアポイント

- 自分の欲求や希望が通らない，または他人に理解されないと感じて，生じることが多いようです。コミュニケーションをしっかりと取りましょう。
- 不当な扱いを受けた恐怖などが関連している場合や，妄想に基づく場合（例えば，物を盗んだと他人を責めることなど）は，信頼が得られるような関係づくりから始めます。
- 介護者が落ち着いた対応をします。入所者同士のトラブルでは，一方に非があったとしても，偏らず公平な立場を保ちながら，双方の訴えに耳を傾け（傾聴），何が原因かを確かめます。
- 早く興奮を鎮めるために刺激を減らします。場所を移し個室に隔離することも有効です。
- 気分転換のために，興味のもてる活動やレクリエーションを勧めます。

9. 大声

- 1人の時や夜になると，急に大きな声で人を呼びます。
- 病棟中に聞こえるような大声を出すので，他の患者さんが眠れません。

こんなときに

処方1
ワイパックス (0.5 mg)
1錠 分1 朝～3錠 分3 毎食後

効果がないときに

処方2
グラマリール (25 mg)
1錠 分1 朝～3錠 分3 毎食後へ変更

それでも効果のないときに

処方3
セロクエル (25 mg)
1錠 分1 朝～3錠 分3 毎食後へ変更

処方ポイント

- 大声のあるときは,何が原因か,まず患者さんに確かめましょう。
- 大声は,早期に解決することが必要です。薬剤の効果判定は3日程度ですべきです。しかし,完全に効果がみられない場合,脱抑制によって逆に大声が強まることがあります。
- 日中は大声が出ても,ある程度は良しとします。ただし,夜間に大声のないように,夜は患者さんに眠ってもらうよう,睡眠のコントロールを中心に考えましょう。
- どうしても止まらない大声に対しては,アモバン(7.5 mg)1錠〜(10 mg)1錠か,ロヒプノールないしサイレース(1 mg)1〜2錠を就寝前に追加します。この際は,服薬した薬剤の副作用で呼吸抑制になることがありますので注意深い観察が必要です。

 ケアポイント

- まずは理由をききましょう。難聴の人が多く,理由がわかれば解決することもあります。
- 自分の欲求や希望が通らない,または他人に理解されないと感じて,生じることが多いようです。コミュニケーションをしっかりと取りましょう。

10. うつ病・うつ状態

● 最近おじいちゃんは元気がなく心配です。食事も減りました。夜もよく眠れていないようです。

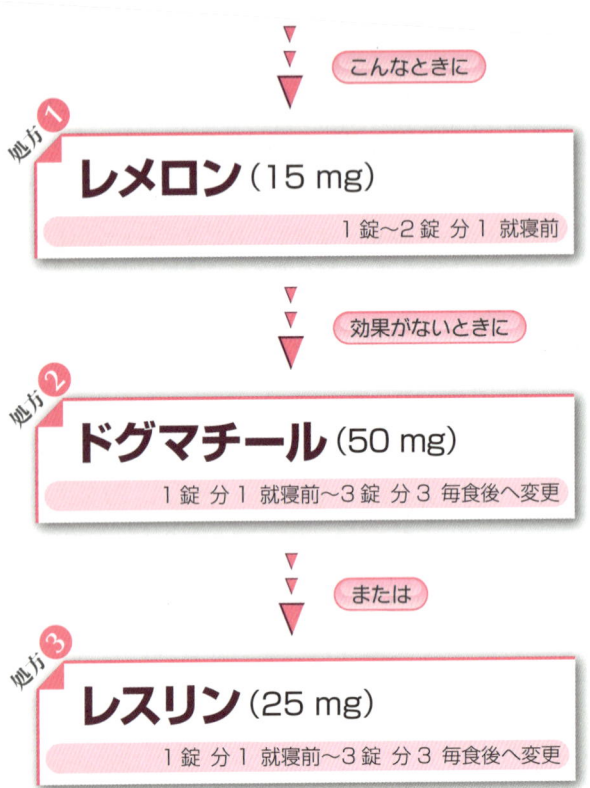

こんなときに

処方1
レメロン（15 mg）
1錠～2錠 分1 就寝前

効果がないときに

処方2
ドグマチール（50 mg）
1錠 分1 就寝前～3錠 分3 毎食後へ変更

または

処方3
レスリン（25 mg）
1錠 分1 就寝前～3錠 分3 毎食後へ変更

処方ポイント

- 抗うつ薬の効果は2週間程度投与し，経過をみないと判断できません．しかし，睡眠障害や食欲低下は1～2日で判定可能です．睡眠障害が改善するだけで，効果を実感する患者さんが多いので，この症状をまず治療の目標症状とします．
- 副作用の食欲不振，便秘やめまいに注意します．場合によっては，最初から屯用で制吐剤や消化剤，便秘薬を処方しておきます．
- 不眠がないときは，最初はサインバルタ（20 mg）1～2錠分1 朝食後でもよいと思います．

 ケアポイント

- 無理に活動を促さないようにします．
- 声をかけるときは，励ましたりせず，訴えに耳を傾けます（傾聴）．
- 眠れないときは，温かいものを飲んだり，布団を温めたり，照明を明るくするなど，環境の調整を図ります．

11. アパシー（意欲低下・無関心）

- 最近，以前から好きだった散歩にも行かなくなりました。
- あんなに好きだったTVの時代劇にも興味がなくなってしまったようです。
- 何もせずに，1日中横になっています。目をつぶっていますが，寝ているわけではないようです。また，人に会ったり，外出するのも嫌がります。

 こんなときに

サインバルタ (20 mg)
1～2錠 分1 朝

 または

ルボックス (25 mg)
1錠 分1 就寝前～3錠 分3 毎食後

 効果がないときに

シンメトレル (50 mg)
1錠 分1 朝～3錠 分3 毎食後へ変更

処方ポイント

- うつ状態とアパシー（意欲低下・無関心）を鑑別する必要がありますが，使用薬剤はほぼ同じ種類です．どちらか判断に迷う場合は，最初にうつと考え治療をします．効果がある場合は，うつと判断し，効果がない場合はアパシーと判断できます（絶対ではありませんが）．
- 無為や意欲低下がみられる場合，軽度の意識障害を見落とさないことが大切です．原疾患ばかりでなく，薬剤の副作用が原因の場合も多いようですので，薬剤の投与以前に，現在服用中の薬剤をチェックし，さらにこれから投与する薬剤と相乗作用がないかをチェックすべきです．
- 外来での治療の効果は1週間程度で判定します．最大でも2週間程度で評価し，効果がない場合は薬剤を変更・追加します．少量より使用し，副作用が発生しないように注意しながら増量して反応をみます．
- さらに，効果がないときは，抗認知症薬のレミニールまたは，メマリーを処方します．ただし，メマリーを通常量（20 mg）使用すると，逆に意欲低下や眠気がみられることがあります．その際は，半減ないし増量前の量に戻すと改善する場合があります．

ケアポイント

- 本人が興味を持つものを探しますが，押しつけや強要はすべきではありません．
- 日常生活(特に睡眠と食事)を規則正しくします．また，決まった時間に起床することや毎日の散歩などの運動は大切です．
- デイサービスなどへの参加は，無為などを改善させます．

12. 妄想を伴ううつ状態

- 「お金がなくなった,貧乏になって何も買えない」と言います(貧困妄想)。
- 「自分は悪いことをした,警察が捕まえに来る」と寝ないで動き回っています(罪業妄想)。
- 「便秘で腸が動いていない」と言いますが,毎日排便がみられています(心気妄想)。

▼ こんなときに

処方1 ドグマチール (50 mg)

1錠 分1 就寝前～3錠 分3 朝,夕,就寝前

▼ 改善しないとき

処方2 ルボックス (25 mg)

1錠 分1 就寝前～3錠 分3 朝,夕,就寝前を処方①に追加

▼ または

処方3 アモキサン (25 mg)

1錠 分1 就寝前～3錠 分3 朝,夕,就寝前を処方①に追加

処方ポイント

- 抗うつ薬は副作用の食欲低下や吐き気，めまいや眠気が最初にみられます。本人と家族に副作用の内容を事前に伝えておく必要があります。2～3日服用を続けると，副作用が消失ないし軽減することもあるので，可能であれば継続するように勧めます。
- 他医院や病院で抗うつ薬や睡眠薬が処方されている場合には，正確に服薬していることを確認してのちに，2週間に1剤ずつの処方変更とします。
- 妄想を伴ううつ病は重度であるため，自殺の危険性があります。1ヵ月程度みて効果がない場合は，ただちに精神科・心療内科医に紹介してください。

ケアポイント

- 声をかけるときは，否定したりせず，訴えに耳を傾けます（傾聴）。
- 眠れないときは，温かいものを飲んだり，布団を温めたり，照明を明るくするなど，環境の調整を図ります。
- 他のうつ状態と対応は同じですが，妄想のため不安感や焦燥感を伴いやすく，また自殺などの行動がおきやすいようです。できる限り付き添うなど，安心を与える対応が必要です。

13. パニック発作がみられる不安・焦燥

- 判断に迷ったり，状況が飲み込めずに，またパニックになるのではないかと心配です（予期不安）。
- 不安で息苦しくなったり，動悸があって普通の生活ができません（動悸・息苦しさ）。

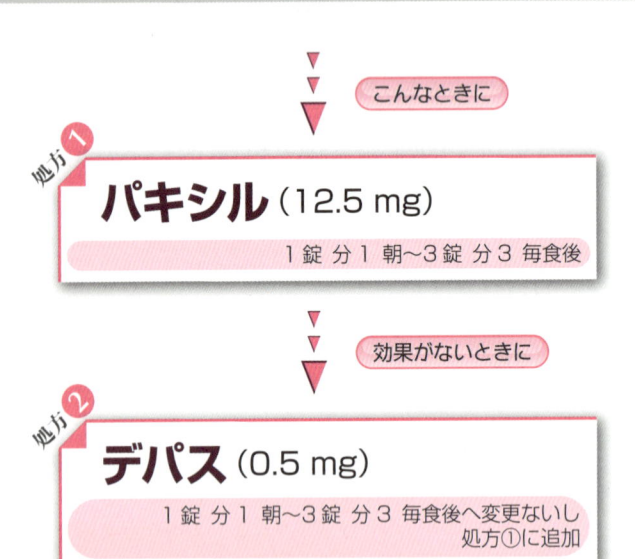

こんなときに

処方①　パキシル（12.5 mg）
1錠 分1 朝〜3錠 分3 毎食後

効果がないときに

処方②　デパス（0.5 mg）
1錠 分1 朝〜3錠 分3 毎食後へ変更ないし
処方①に追加

または

処方③　グラマリール（25 mg）
1錠 分1 朝〜3錠 分3 毎食後へ変更ないし
処方①に追加

処方ポイント

- 予期不安・動悸・息苦しさ・焦燥などの症状の起こる頻度と程度により，効果判定の期間は異なります。頻回で重度の場合は，1週間程度，頻度がまれなときや症状が軽度の場合は，4週間程度で薬剤の効果を判断します。
- 副作用の食欲不振，便秘，ふらつきなどに注意します。これらの副作用で逆に症状が悪化することもありますので，少量より始め，副作用の有無をみながら増量します。

ケアポイント

- 情報処理のスピードが遅かったり，判断力が低下することが原因となって混乱することが多いようです。まず，環境調整して刺激の量や質を制限しますが，状況に応じた手助け（介助）も混乱を減らすのに有効です。
- 困ったとき，まずは理由をききましょう。理由がわかれば解決することもあります。
- 声をかけるときは，励ましたりせず，訴えに耳を傾けます（傾聴）。
- 気分転換・場面を変えて，他のものに気持ちが向けられるようにします。

14. パニック発作がない 過度の緊張・焦燥

- 落ち着かず，1日中動き回っています。食事の時もそわそわした感じがあったり，椅子に座っていられません。
- 近づくと，体が震えたり，警戒したような態度がみられます。

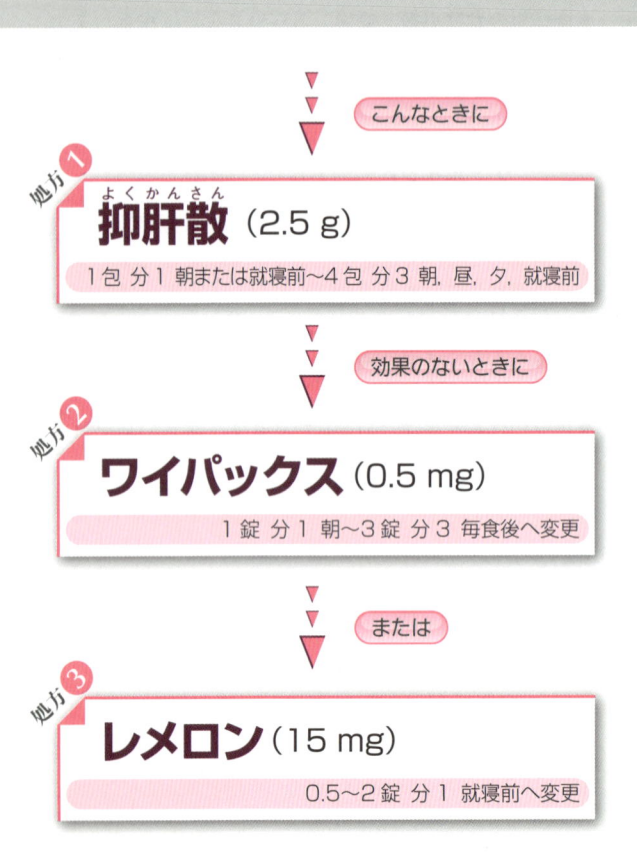

▼ こんなときに

処方 1
抑肝散（よくかんさん） (2.5 g)

1包 分1 朝または就寝前〜4包 分3 朝，昼，夕，就寝前

▼ 効果のないときに

処方 2
ワイパックス (0.5 mg)

1錠 分1 朝〜3錠 分3 毎食後へ変更

▼ または

処方 3
レメロン (15 mg)

0.5〜2錠 分1 就寝前へ変更

処方ポイント

- すぐ効果がわかるので，2～3日で有効か否かの評価は可能です。
- 無効の場合は，ただちに中止して他剤に処方変更することも可能ですが，7日程度服用を継続し，その後に他剤を追加したり変更してもよいと思います（治療に緊急性がないためです）。
- 効果がない場合，用量が少ないこともあります。その場合には，さらに増量して7日程度ようすをみます。
- 眠気やふらつきなどの副作用が目立つ場合は，ただちに減量するか中止し，他剤に変更します。

ケアポイント

- 訴えに耳を傾け，何が不安の原因かを把握します。
- 不安や焦燥の原因となっているものについて，どうしたらよいか本人の相談に乗り対応法を一緒に考えます。
- 安心できる人に付き添ってもらい落ち着ける場所を探します。

15. 多幸

- 笑っていてはいけない場面（葬式など）でも，ニコニコして笑っているので心配です。

こんなときに

処方1
ユベラN（200 mg）
1錠 分1 就寝前〜3錠 分3 毎食後

または

処方2
デパケン（100 mg）
1〜4錠 分2 朝，夕食後を処方①に追加

または

処方3
テグレトール（100 mg）
1〜2錠 分1 就寝前〜3錠 分2（朝1錠，就寝前2錠）を処方①に追加

処方ポイント

- 薬物治療は，脳循環や代謝の改善を目指すものです。
- 躁状態に合併することがあるため，デパケンやテグレトールなどの抗躁薬で治療することもあります。

ケアポイント

- 傾聴にとどめ，同調する言動はしないようにします。

●透析患者と薬剤

　透析患者の薬剤管理はいつも頭を悩まします。それは，隔日ごとの透析によって血中濃度が影響されるからです。せん妄状態で入院された透析患者さんのことと，不安・パニックが出現し落ち着いて透析を受けていられない患者さんのこと，この2人の経験は，いまも複雑な思い出として残っています。とにかく，コントロールがつかなかったのです。しかし，ハタと思いつき，今は何の問題もなくコントロールされています。簡単なことでした。透析日と透析をしない日の薬剤の量を変えればいいのです。経験では，2：1でまあまあのコントロールは可能です。微調整は，2.5～1.5：1でしょうか。透析に影響を受けない薬もありますので，厳密には薬剤ごとに決める必要がありますが，あまり神経質にならなくても良いように思います。

16. 衝動行為
（反社会的なもの）

- 向こう見ずな運転をするので困ります（スピードの出し過ぎ，信号無視）。
- コンビニなどで金を払わずに物を盗んでしまいます。
- 勧められるままに物を買ったり，賭け事をしています。
- すぐ腹を立て介護者を殴ったりします。

こんなときに

処方1
グラマリール（25 mg）
1錠 分1 就寝前〜3錠 分3 毎食後

効果のないときに

処方2
リスパダール（1 mg）
0.5錠 分1 就寝前〜3錠 分3 毎食後へ変更ないし処方①に追加

または

処方3
テグレトール（100 mg）
1錠 分1 就寝前〜6錠 分3 毎食後を処方①に追加

解説

- 反社会的な衝動行動には，著しい他害行為があるもので，破壊・暴力・窃盗・放火・殺人・法律違反などがあります。
- 本人自身にも，動機や理由がはっきり自覚されずに行動することを衝動行為といいます。
- 有効な薬物は少なく，環境調整や家族内の調整が中心となります。薬物は補助的なものと考えて下さい。

処方ポイント

- 2～3日で有効か否かの評価をします（緊急性があります）。無効の場合は，ただちに中止して他剤に処方変更します。
- なお，効果がない場合，用量が少ないこともあります。その場合には，さらに増量して7日程度ようすをみることは可能です。
- 抗精神病薬を主に使うため，家族に薬剤の副作用（パーキンソン症状による歩行障害や振戦，便秘，嚥下障害，誤嚥による肺炎など）はきちんと説明しておきます。

ケアポイント

- 外出する場合は，1人でなく一緒に出かけ，見守ります。
- 衝動行為を除くため予定通りのスケジュールを立て，途中で別の行動をしないように注意します。
- 衝動行為の内容を周囲の人に伝えて，理解や協力を得るようにします。

17. 衝動行為
（反道徳的なもの）

- 公衆の面前で裸になったり放尿をしています。
- 知らない人に触ったりキスをします。
- 割り込み，食事を食べこぼすなどエチケットに欠ける行為をします。

こんなときに

処方1

グラマリール（25 mg）

1錠 分1 就寝前～3錠 分3 毎食後

効果のないときに

処方2

デパケン（200 mg）

1錠 分1 就寝前～3錠 分3 毎食後へ変更ないし処方①に追加

または

処方3

リスパダール（1 mg）

0.5錠 分1 就寝前～3錠 分3 毎食後へ変更ないし処方①に追加

解説

- 反道徳的な衝動行為とは,著しい他害行為がないもので,ルール違反,はた迷惑なこと,利己(主義)的なこと,ゴミのポイ捨て,割り込み(行為),軽犯罪に触れる行為(放尿)などがあります。
- 反社会的行為同様,有効な薬物は少なく,環境調整や家族内の調整が中心となります。薬物は補助的なものと考えて下さい。

処方ポイント

- 1〜2週間で有効か否かの評価をします。無効の場合は,ただちに中止して他剤に処方変更します。
- なお,効果がない場合,用量が少ないこともあります。その場合には,さらに増量して7日程度ようすをみることは可能です。
- 抗精神病薬を主に使うため,家族に薬剤の副作用(パーキンソン症状による歩行障害や振戦,便秘,嚥下障害,誤嚥による肺炎など)はきちんと説明しておきます。

ケアポイント

- 外出する場合は,1人でなく一緒に出かけ,見守ります。
- 脱線する行動の内容を把握しておき,行動化する前に止めるように注意します。

18. 万引き・窃盗

- コンビニなどからお金を払わず,品物をもって来てしまいます。
- 近所の家の花を切ったり,畑の野菜をもって来てしまいます。

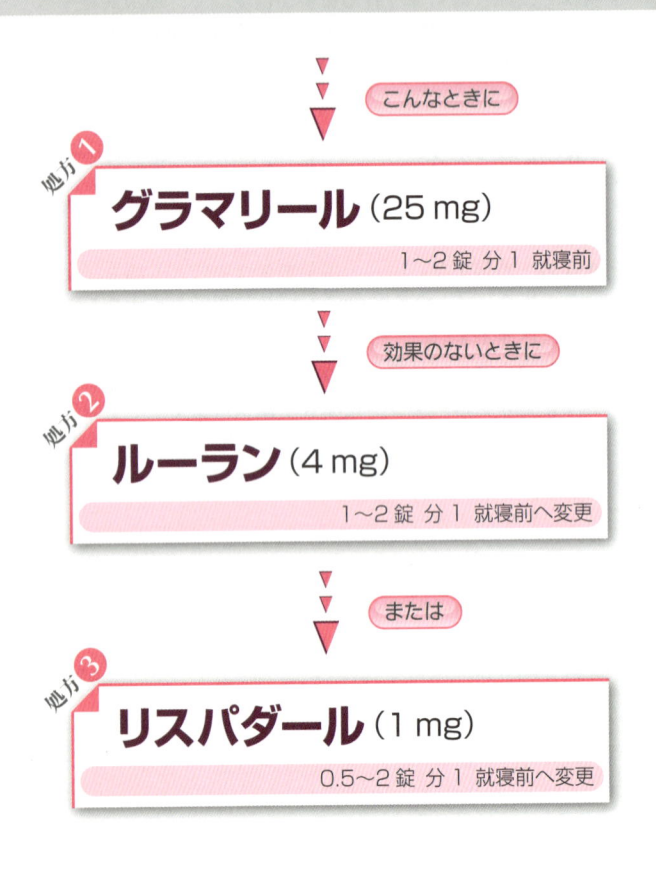

▼ こんなときに

処方 1

グラマリール(25 mg)

1〜2錠 分1 就寝前

▼ 効果のないときに

処方 2

ルーラン(4 mg)

1〜2錠 分1 就寝前へ変更

▼ または

処方 3

リスパダール(1 mg)

0.5〜2錠 分1 就寝前へ変更

解説

- 認知症の種類に関係なくみられます（アルツハイマー病も前頭側頭型認知症も同じようにみられます）。なお，薬剤による改善は少なく，近隣へ病気の内容や対応方法を説明するといった，環境調整が中心となります。
- 家族には，万引きなどの行為は病気のためと伝え，本人の本来の人格や性格とは違うことを説明しておく必要があります。

処方ポイント

- 抗精神病薬を使うため，家族に薬剤の副作用（パーキンソン症状による歩行障害や振戦，便秘，嚥下障害，誤嚥による肺炎など）はきちんと説明しておきます。

ケアポイント

- 外出の際は一緒に出かけるようにします。
- 近所の店やよく立ち寄る場所に，あらかじめ話をしておくなど，近隣の協力を得るようにします。
- 万引きの行為を責めたり，注意しないようにし，自尊心を傷付けないことも大切です。

19. 性的逸脱行為

- 場所や相手かまわずにいやらしい言葉や卑猥な言葉をしゃべります。
- 介護者の胸や尻を触ります。
- 場所をかまわず,自慰行為をしたり,性器などを露出します。

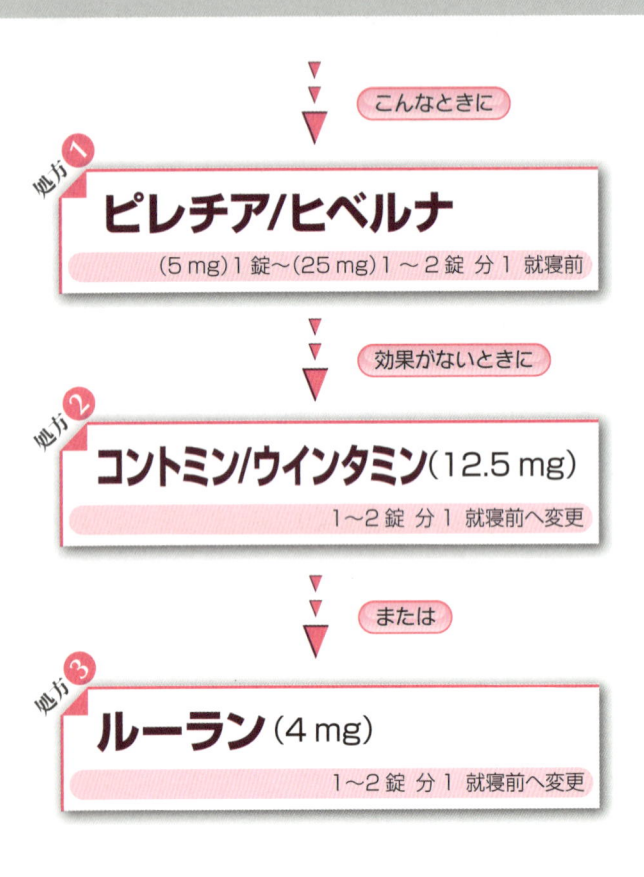

▼▼▼ こんなときに

処方 1

ピレチア/ヒベルナ
(5 mg) 1 錠～(25 mg) 1～2 錠 分 1 就寝前

▼▼▼ 効果がないときに

処方 2

コントミン/ウインタミン (12.5 mg)
1～2 錠 分 1 就寝前へ変更

▼▼▼ または

処方 3

ルーラン (4 mg)
1～2 錠 分 1 就寝前へ変更

処方ポイント

- 効果の有無の判断は，外来では2週間程度，病棟内では1週間程度でします。
- 抗精神病薬のため，家族に薬剤の副作用（パーキンソン症状による歩行障害や振戦，便秘，嚥下障害，誤嚥による肺炎など）はきちんと説明しておきます。

ケアポイント

- 行為に対して，皆がいるところでは注意・叱責しないようにします。また，いやらしいことを言う場合は，さりげなく話題を変えます。
- 関心が他に向くように，趣味の活動や，活動量の多い運動などが行えるように配慮します。
- 体を触ろうとする場合，距離を置きつつ，そのようなことをされるとケアできないことを伝えます。
- 会話する時間を増やし，本人の話や訴えを聞いて共感的にかかわります。

20. 易刺激性・易怒

- わけもなく，いつも怒っています。
- 体に触れたり，言葉かけをすると，わけもなくすぐ怒り出します。

▼
こんなときに
▼

処方 1
デパケン（200 mg）

1錠 分1 就寝前～3錠 分3 毎食後

▼
効果のないときに
▼

処方 2
抑肝散（よくかんさん）（2.5 g）

1包 分1 朝～3包 分3 毎食後を処方①に追加

▼
または
▼

処方 3
グラマリール（25 mg）

1錠 分1 就寝前～3錠 分3 毎食後へ変更

処方ポイント

- 効果の有無の判断は，外来，入院とも3日程度でし，効果がない場合は早目に処方変更します（緊急性があるためです）。
- 薬剤より，まわりの人の関わり方や環境調整が有効のことがあります。

ケアポイント

- 易怒性が強い場合，心配事が原因のこともあります。まずは本人の話を傾聴し，心配事が何なのかを探りましょう。
- 過度の刺激が原因となることが多いので，個室などの静かな環境で過ごすことも有効です。

● BPSDがないことで悩む

夜間に見られるBPSDで一番困るものは，徘徊でも暴力でもなく大声だと思います。防音室があれば問題は一気に解決するのですが，残念ながら筆者の病院にはそのような部屋は一つもありません。個室にいても病棟全体に声が響き渡り，他の患者さんが目を覚ますうえ，色々な病室から返事を返すものですから，病棟中大変な騒ぎになります。大声には家族や看護師を呼ぶという理由もありますが，本人に確かめてもわからないことが多々あります。とりあえず，夜間は良眠していただき，日中の大声だけは他の患者さんに我慢してもらうことにしています。ただ，急に静かな夜を迎えると，病棟が寂しく感じるのは贅沢な悩みなのでしょうか。

21. 情緒不安定

- 普通に話していたと思うと，急に不機嫌になったり，すぐ気分が変わって対応が難しいです。
- 理由なく泣いたり笑ったり，気分の変化や浮き沈みが激しいです。

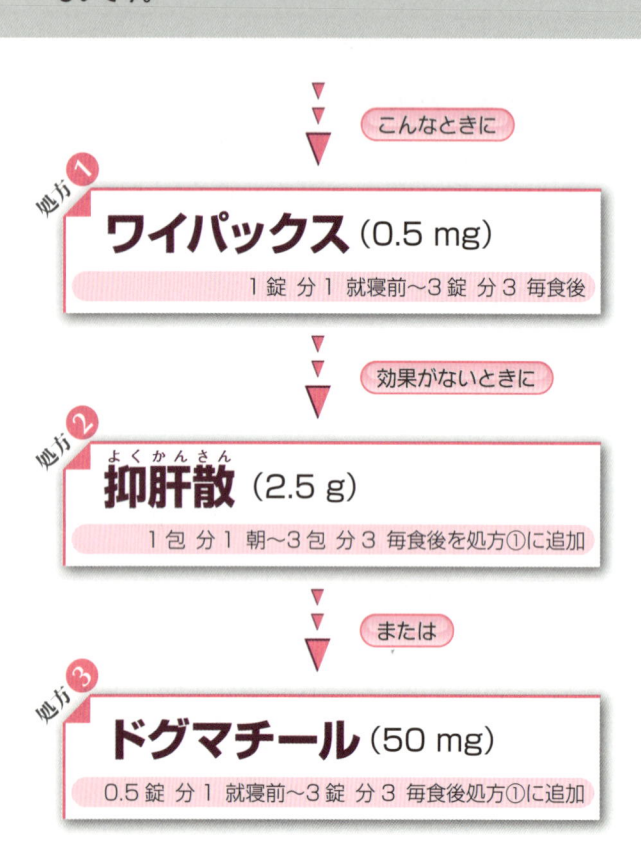

こんなときに

処方1
ワイパックス (0.5 mg)
1錠 分1 就寝前〜3錠 分3 毎食後

効果がないときに

処方2
抑肝散（よくかんさん） (2.5 g)
1包 分1 朝〜3包 分3 毎食後を処方①に追加

または

処方3
ドグマチール (50 mg)
0.5錠 分1 就寝前〜3錠 分3 毎食後処方①に追加

処方ポイント

- 比較的コントロールのしやすい症状です。
- 効果の判定は，1週間程度でします。

ケアポイント

- 薬剤を使用する前に，まずは慣れ親しんだ環境作りや対人交流が図れるようにします。

◉睡眠薬の使い方

　睡眠薬を大量に，しかも多剤投与したのですが，全く眠れないと訴える患者さんがいました。夜間ふらつきながらも，またろれつの回らないような状態になっても眠らないのです。もう，どうしようもありませんと，昔は匙を投げていました。最近は，就寝前に薬剤をまとめて服用させるのでなく，夕食後と2つに分けたり，昼や朝に少量の抗不安薬を追加して変化を見ることが多くなりました。また，睡眠薬で効果のないときは，抗精神病薬や抗うつ薬，さらには抗てんかん薬に登場願って解決することも多くなりました。抗精神病薬ばかりか，向精神薬の総出演です。そういえば，ビタミン剤にも出番がありますね。

22. 徘徊・迷子

- 外では，目的の場所にたどり着けなかったり，自分の家に戻れなくなります。
- 自宅や施設内でも，自分の部屋やトイレがわからず，動き回ります。

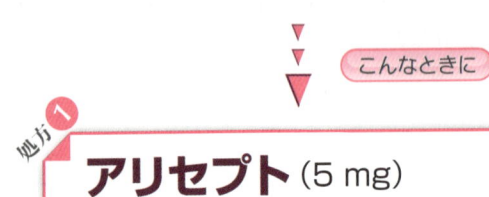

▼▼▼ こんなときに

処方 1
アリセプト（5 mg）

1錠 分1 朝

▼▼▼ 効果がないときに

処方 2
グラマリール（25 mg）

1錠 分1 就寝前～3錠 分3 朝，夕，就寝前を処方①に追加

▼▼▼ または

処方 3
レミニール（8 mg）

2錠 分2 朝，夕を処方②に追加
※ただし，レミニール処方時はアリセプトを中止します。

解説

- 迷子は場所の失見当識によるもので，アルツハイマー型認知症や血管性認知症に多くみられます。

処方ポイント

- 行動を抑制する薬剤が主であるので，副作用の筋脱力や眠気等による転倒に注意が必要です。
- 効果がない場合は，リスパダール（1 mg）1錠 分1 就寝前〜2錠 分2 朝・就寝前に変更します。

ケアポイント

- 抗認知症薬によって失見当識などの認知機能を改善できれば，徘徊や迷子などにならない可能性もありますが，環境調整や介護支援などの方が有効です。
- 行動の目的や理由を聞き，解決するために一緒に努力をします。
- むやみに止めると興奮を助長します。まずは，危険がないように障害物をなくして，そのままようすをみます（転倒の危険性がないこと，他の患者さんに対する暴力などの問題が生じないことが前提です）。

23. 意識障害による行動障害

- 本人は自分のやった夜の行動（徘徊，大声，無分別な行動）を覚えていません。

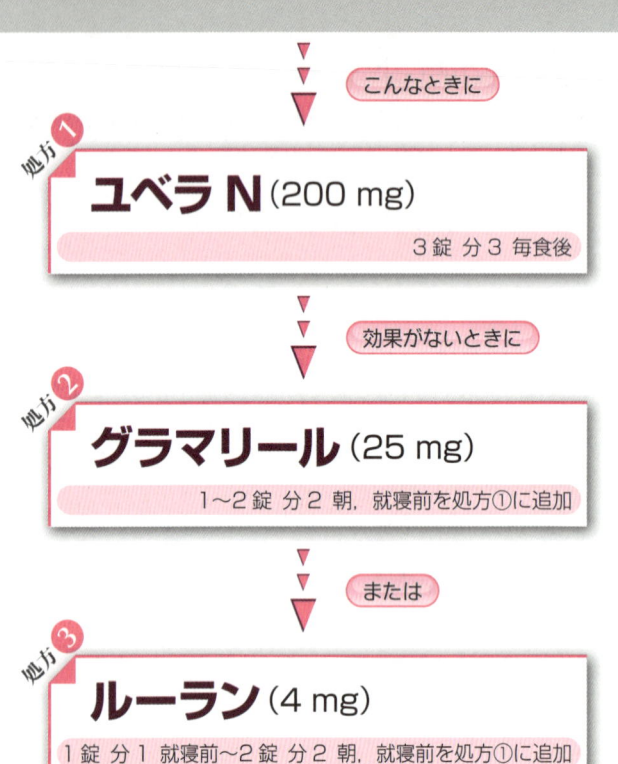

▼▼▼ こんなときに

処方 1
ユベラ N（200 mg）

3 錠 分 3 毎食後

▼▼▼ 効果がないときに

処方 2
グラマリール（25 mg）

1〜2 錠 分 2 朝，就寝前を処方①に追加

▼▼▼ または

処方 3
ルーラン（4 mg）

1 錠 分 1 就寝前〜2 錠 分 2 朝，就寝前を処方①に追加

解説

- 夜間せん妄やもうろう状態によるものです。血管性認知症や薬物ないしアルコールの離脱などにみられます。本人は自分の夜の行動を覚えていません。

処方ポイント

- 早期に対応し，改善する必要があります。ふらつきや転倒の副作用に注意しながら7日ごとに評価し，効果がないときや不十分のときは，同じ薬剤を増量します。なお，入院中の場合は，評価は4日程度でします。

ケアポイント

- 意識障害が生じないように，環境調整（照明を明るめに保つこと）や，不安や孤独感を抱かせない対応（家族による付き添いなど）をします。
- 転倒防止や怪我のないように，邪魔となるものを片づけて見守りをします。

24. 周徊・固執

- 天気に関係なく,毎日同じ時間に外に出ます。同じ場所に立ち寄ったり,途中で畑や他の家の食べ物や草木,道路上のゴミなどを収集してきてしまうことがあります。
- ほぼ同じ道を歩くことが多いですが,散歩というよりは脇目も振らずに歩きます。ただし,迷子にはなりません。
- 毎日,同じ食べ物を食べます。
- 1年中同じ服を着て,取り替えようとすると嫌がります。

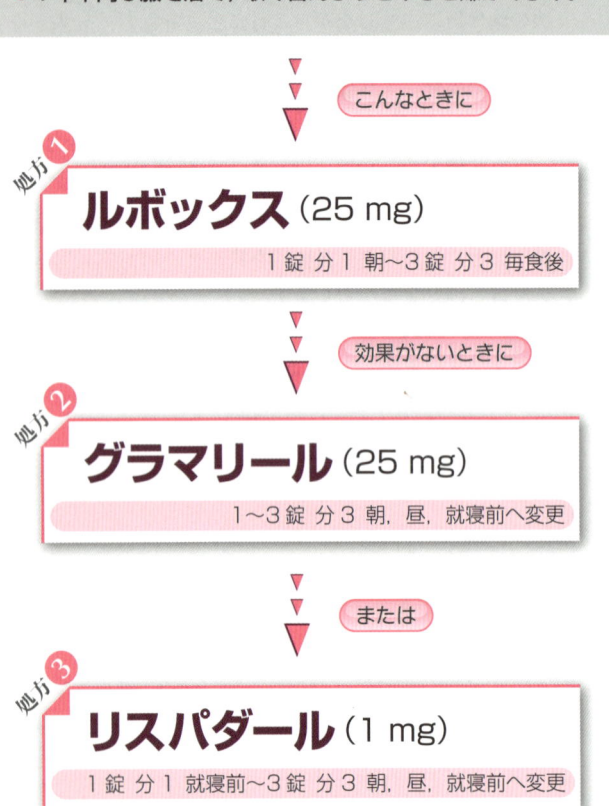

こんなときに

処方 1 ルボックス (25 mg)

1錠 分1 朝〜3錠 分3 毎食後

効果がないときに

処方 2 グラマリール (25 mg)

1〜3錠 分3 朝,昼,就寝前へ変更

または

処方 3 リスパダール (1 mg)

1錠 分1 就寝前〜3錠 分3 朝,昼,就寝前へ変更

解説

- 周徊は，同じ場所を幾度も繰り返して動き回ることです。前頭側頭型認知症（bvFTD）などに多くみられます。場所の見当識は保たれているため迷子にはなりません。時間がほぼ同じで，同じ場所を歩きます。自動車や自転車のこともあります。固執も同様の処方で治療可能です。

処方ポイント

- 早期に対応し，改善する必要があります。ふらつきや転倒の副作用に注意しながら7日目に評価し，効果がないときや不十分のときは，処方を変更します。
- 薬剤より，環境調整の方が有効です。

ケアポイント

- 危険がない限り，行動は制止するのでなく，周囲の環境で危険な場所を見つけ，転倒などがないように対応します。
- 収集癖や万引きなどが伴う場合は，施設や病院に入院させ，悪い習慣を良い習慣にかえます（転地療法）。
- 施設内や自宅内で，他のレクリエーションやリハビリに変換させるように勧めます。

25. 興奮・焦燥・夕暮れ症候群

- 薬物の副作用の静座不能（アカシジア），うつの不安焦燥とともに，認知症では，夕暮れ症候群や反応性の興奮・易怒・焦燥状態などがみられます。
- 抗精神病薬を飲んだところ，イライラして，じっと座っていられなくなりました。
- 夕方になると，落ち着かなくなり帰宅欲求が出てきます。

こんなときに

処方 1
抑肝散（よくかんさん）（2.5 g）

1包 分1 朝～4包 分4 朝，昼，夕，就寝前

効果のないときに

処方 2
デパケン（100 mg）

1錠 分1 就寝前～3錠 分3 朝，夕，就寝前へ変更ないし処方①に追加

または

処方 3
グラマリール（25 mg）

1錠 分1 就寝前～3錠 分3 朝，夕，就寝前へ変更ないし処方①に追加

解説

- 夕暮れ症候群は，覚醒レベルの低下による見当識障害で，夕刻時に行っていた家事の心配や不安などが原因となります。

処方ポイント

- 他医で処方されている薬を確認し，静座不能が薬剤の副作用と判断したら，早めに減量します。
- 早期に対応し，改善する必要があります。ふらつきや転倒の副作用に注意しながら7日目に評価し，効果がないか不十分のときは，処方を変更します。
- 少量より使用し，副作用が発生しないように注意しながら増量して反応をみます。

ケアポイント

- 安心できる環境や，なじみの関係が作れるようにします。
- 興奮や焦燥の原因には不安に感じていることがある場合もあります。不安にさせている原因は何かを明らかにし，本人が納得できる対応を考えます。
- 役割や生きがい，楽しみを与えられるように環境調整を図ります。

26. 急性期のせん妄

- ベットから降りようとして転倒・転落したり,色々と動き回りますが,介護者の制止が効きません。
- 前夜に自分のした行動や出来事を,翌日は忘れています。

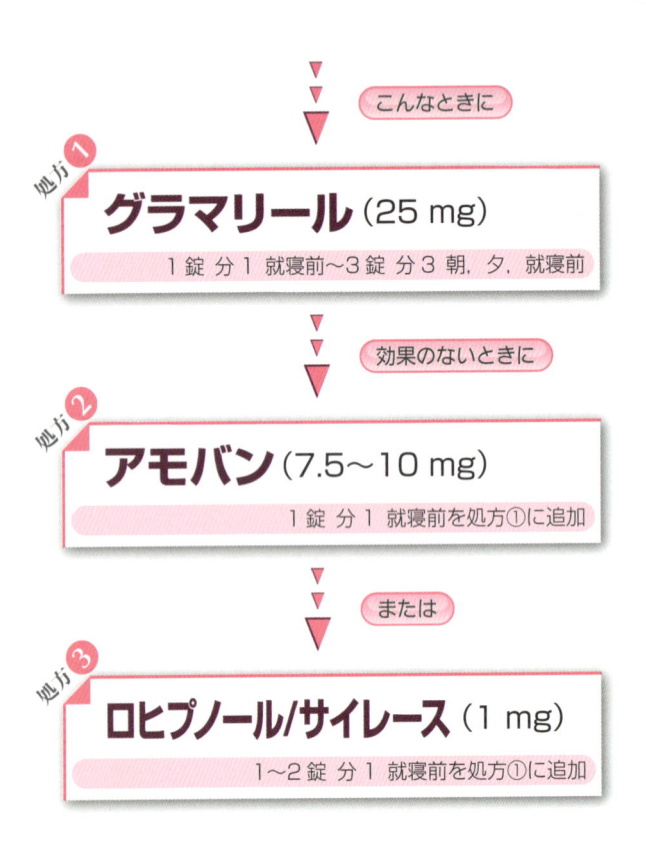

こんなときに

処方1
グラマリール (25 mg)

1錠 分1 就寝前〜3錠 分3 朝,夕,就寝前

効果のないときに

処方2
アモバン (7.5〜10 mg)

1錠 分1 就寝前を処方①に追加

または

処方3
ロヒプノール/サイレース (1 mg)

1〜2錠 分1 就寝前を処方①に追加

解説

- 急激に発症する意識障害で，夜間にみられることが多いようです。
- 急性期のせん妄の場合，2～3日間夜間の睡眠コントロールができれば，その後意識レベルは急激に改善することが多いようです。

処方ポイント

- 抗精神病薬を処方し，7日間ほど経過観察をします。効果がない場合は入院治療を勧めます。
- 早期に鎮静が必要な場合は点滴処置（①または②）とします。具体的には，下記の点滴を3～4時間かけて行います。途中，呼吸抑制と転倒・転落に注意します。

①セレネース（5 mg）1～2アンプル＋生理食塩水200～250mL

②ロヒプノール／サイレース（1 mg）1～2アンプル＋生理食塩水200～250mL

ケアポイント

- 環境による緊張を和らげ，覚醒レベルを保つために，定期的に声をかけます。
- 照明を明るめに調整して，感覚や情報が遮断されないようにします。
- 時間や場所がわかるように，カレンダーや時計を目に見える所に置きます。負担にならない程度で，見当識へのをはたらきかけを行います。

27. 早期に鎮静が必要なせん妄

- 手術後,安静が必要なのに,理解ができないのか動き出してしまいました。
- 夜間に大声を出すので説得しましたが,さらに興奮して制止できません。
- 幻覚があるのか,手を動かして物を取ろうとしたり,起き上がって動き回っています。

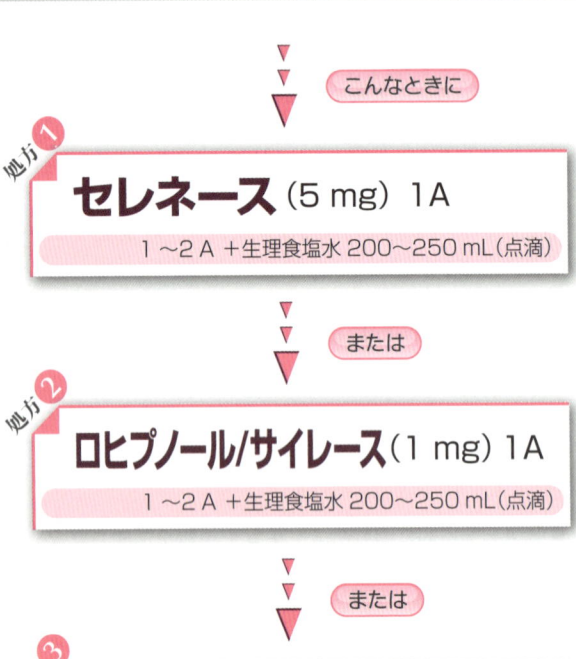

こんなときに

処方1

セレネース (5 mg) 1A

1〜2A ＋生理食塩水 200〜250 mL (点滴)

または

処方2

ロヒプノール/サイレース (1 mg) 1A

1〜2A ＋生理食塩水 200〜250 mL (点滴)

または

処方3

リスパダール液

(0.5 mg)1包 分1 就寝前〜(1 mg)3包 分3 朝,夕,就寝前

⚠ 注意

- 点滴は3～4時間かけて行います。途中，呼吸抑制と転倒・転落に注意して下さい。
- 拒否が強く点滴が困難な場合，まずリスパダール液を用いて鎮静化し，後に点滴を開始することもあります。

💬 解説

- 意識レベルが低下して興奮・徘徊などがみられる場合，自傷（患部や手術部位の清潔・安静が保てないこと，転倒・転落して受傷する危険があること）や他害（他に迷惑をかけること）が生じることから，早期の鎮静化が必要です。

✚ ケアポイント

- 覚醒レベルを保つために，定期的に声をかけます。
- 安心できる環境にするように，照明を明るく保ち，感覚や情報が遮断されないようにします。
- 時間や場所がわかるように，カレンダーや時計を目に見える所に置きます。

28. 遷延化したせん妄

- 毎日夜になると，トイレがわからなくなったり，部屋の中を動きまわります。
- 仕事に行くと言って，夜中に外に出ようとします。
- 臥床していても，仕事をしているまねをしたり（残業せん妄），「火事だ！」と大声を出します。

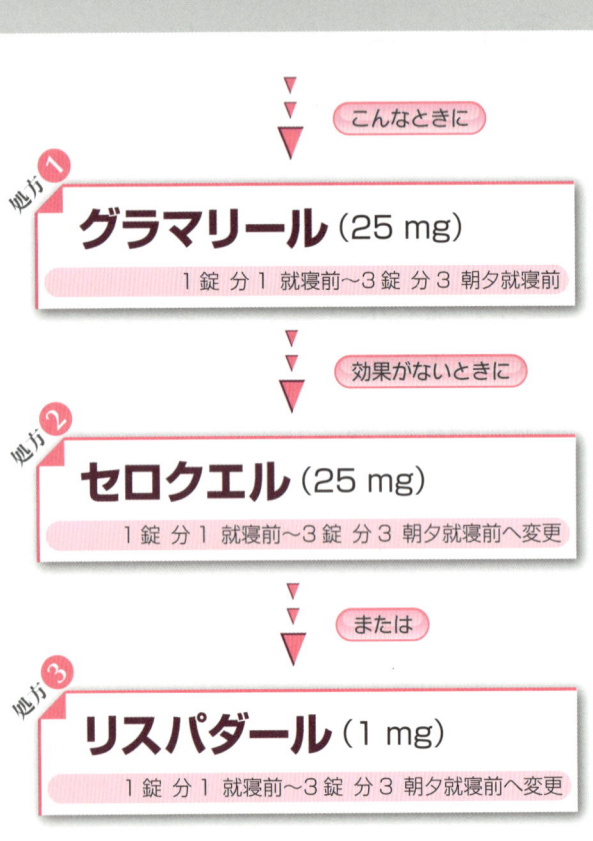

▼ こんなときに

処方1
グラマリール（25 mg）
1錠 分1 就寝前〜3錠 分3 朝夕就寝前

▼ 効果がないときに

処方2
セロクエル（25 mg）
1錠 分1 就寝前〜3錠 分3 朝夕就寝前へ変更

▼ または

処方3
リスパダール（1 mg）
1錠 分1 就寝前〜3錠 分3 朝夕就寝前へ変更

解説

- 遷延化とは，7日以上続いた場合をいいます。
- 長期に持続すると，認知症の悪化と判断されることもあります。
- 寡動・寡言タイプのせん妄は，意欲低下，無為などとの鑑別を要します。

処方ポイント

- 原則は原因となる疾患の治療・改善です。
- 寡動・寡言タイプのせん妄は，薬剤の過剰投与でも起こりますので，まず薬剤の整理から始めます。
- 多動・興奮タイプのせん妄は，原疾患のコントロールが難しいケースが多く，悪化する場合が多いため，早めに精神科医や専門医にコンサルトします。
- 薬剤の副作用による嚥下障害とそれが原因となる誤嚥性肺炎に注意が必要です。

ケアポイント

- 新しい薬剤を処方した場合は，今までのようすと変化がないかを観察します。
- 日中の活動量を増やし，夜間の睡眠がとれるように，日内リズムを作ります。

29. 過 食

- 認知症が重度になると，口周囲に触れたものは全て，口の中にいれて咀嚼する・吸うなどの行動が見られます（これを口唇傾向とよびます）。

▼ こんなときに

処方1

パキシル (25 mg)

0.5錠 分1 朝～2錠 分2 朝, 夕

▼ 効果がないときに

処方2

アリセプト

(3 mg)1錠 分1 朝～(10 mg)1錠 分1 朝へ変更ないし処方①に追加

▼ または

処方3

レミニール

(8 mg)2錠 分2 朝, 夕～(12 mg)2錠 分2 朝, 夕へ変更ないし処方①に追加

処方ポイント

- 抗うつ薬の副作用（食欲低下，嘔気）を利用して，適切な食事量に抑えます。
- 効果がない場合，抗認知症薬（アリセプト，レミニール）を追加ないし変更します。なお，すでに使用中の場合は投与量を増やします。

ケアポイント

- 食事中は五感に働きかける話をしながら，食べたことを印象付けます。
- 日頃の生活習慣を生かしたり，別のことに興味を向けるなどして，間食の時間の調整をします。
- 食事の準備をしていることを伝えながら，軽食（ビスケット1枚，小さなおにぎり，果物など）を食べてもらいます。
- 運動をすすめますが，ADLが低下している場合は，食事制限（1回分の量を減らすか，カロリーの低い食事）をします。

30. 異 食

- 食べられないものも，たとえ毒物であっても，理由なく食べます。

▼▼▼ まずは環境調整 それでもダメなら

処方 1

サノレックス (0.5 mg)

1錠 分1 昼食前〜3錠 分3 毎食後

処方ポイント

- 薬剤ではコントロール困難な場合が多いようです。

ケアポイント

- 食べ物と間違えやすいもの，匂いのあるもの，形が似ているものは本人の近くに置かないようにします。
- 異食している所を発見した場合には，叱って取り上げるのではなく，好きな食べ物と交換します。
- 徘徊や探索行動があるときは，少しずつ好みのものを食べてもらいます。

●認知症者に適した施設での環境とは

① **不安を感じたり違和感を感じずに安心していられる場所を提供**

部屋の中に個人の持ち物を据え付けたり,患者が以前住んでいた住居(子供の頃住んでいた自宅ないし貸家)と類似した構造や設備を用意することです。

② **徘徊などの行動障害があっても,身体的に危険がない場所を提供**

徘徊などの行動が活発であっても,転倒したりぶつからないように整理整頓したり,段差やつまづくものを置かないようにすることです。

③ **興奮などのBPSDを抑えることができる場所を提供**

過剰な刺激を除くだけでなく,逆に,適当な刺激を与えつつ,混乱を鎮静するための環境として,照明,温度などの物理的条件だけでなく,人間関係などが関与します。本人を観察・評価して適切な場所を提供することです。

④ **認知機能の低下に配慮した構造**

環境を単純にして,種々の情報処理を少なくすることは大切です。同じ形の部屋の入り口にしない,部屋毎に色彩を変える,入り口に個人の写真や花や飾りなどの目印を掲げたりするなどが効果的です。

31. 小食・拒食

- 食事を進んで食べません。勧めるといらないと言います。
- ぼんやりとしていて，食事を勧めても食べません。
- 食事を介助すると，口をつぐんで食べません。

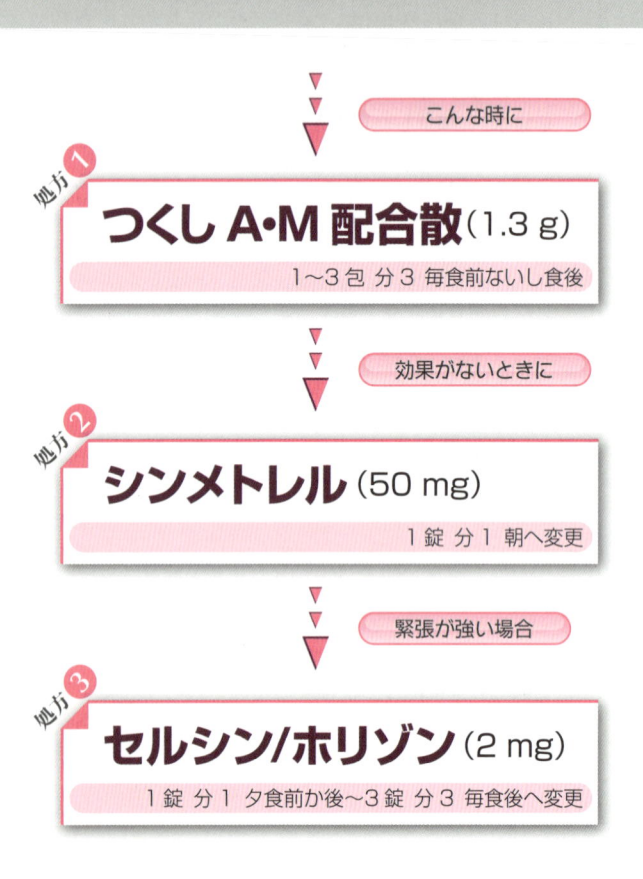

こんな時に

処方1

つくし A・M 配合散 (1.3 g)

1～3包 分3 毎食前ないし食後

効果がないときに

処方2

シンメトレル (50 mg)

1錠 分1 朝へ変更

緊張が強い場合

処方3

セルシン/ホリゾン (2 mg)

1錠 分1 夕食前か後～3錠 分3 毎食後へ変更

処方ポイント

- 原疾患や投与薬剤による意識低下，意欲低下によることが多いようです．まず，覚醒レベルを上昇させます．
- 食欲低下は，口腔内の障害（歯の問題，口腔粘膜の問題），嚥下機能の問題，消化器系の不調（便秘，下痢），肺炎などが原因となることも多いので，これらの異常がないかチェックします．
- 身体病変が否定された場合は，精神的なものを疑います（うつ病による食欲低下，嘔吐するのではないかと恐怖する摂食恐怖，食事に毒が入っているという妄想など）．
- 抗不安薬（セルシンまたはホリゾン）には食欲増進作用があります．

ケアポイント

- 食事制限がなければ，嗜好品を取り入れ，水分摂取をこまめに行います．
- 嚥下機能に問題がないかを確認し，あるようならば食事形態の検討を行います．
- 口腔内の環境に問題がないかを確認し，必要に応じて口腔ケアを行います．

32. 入眠障害

- 寝ようと横になっていますが，30分以上経っても眠れません。
- いろいろなことを考えて寝付けません。

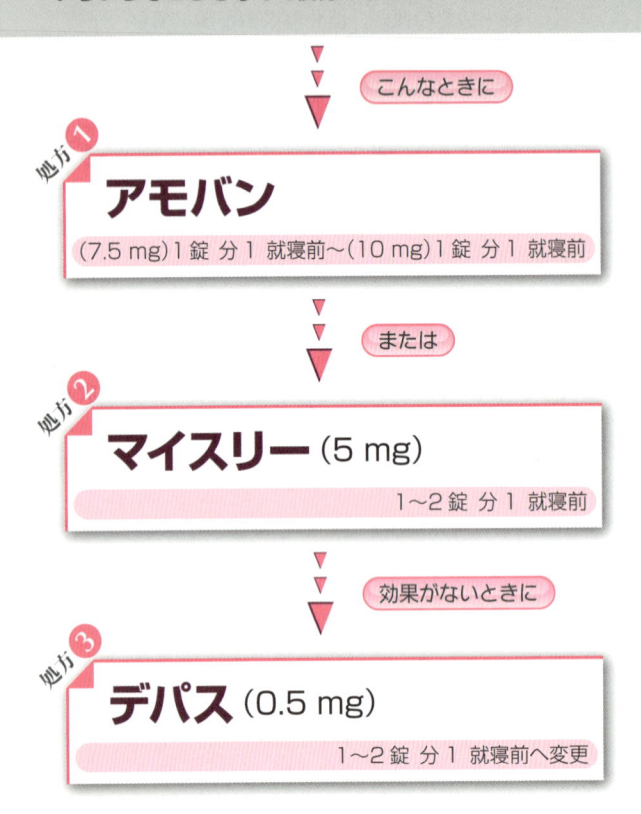

こんなときに

処方1
アモバン
(7.5 mg) 1錠 分1 就寝前～(10 mg) 1錠 分1 就寝前

または

処方2
マイスリー (5 mg)
1～2錠 分1 就寝前

効果がないときに

処方3
デパス (0.5 mg)
1～2錠 分1 就寝前へ変更

処方ポイント

- 効果の評価は3日で行い、効果がないときは早めに変更・追加します。ただし、高齢者の場合の増量は1週間程度をかけてゆっくり行います。
- 毎日飲んでいると、同じ量で眠れなくなる場合があります。増量したり別の薬剤に変更することになりますが、限度量以上の服用を望むような場合は、依存症ないし依存傾向と考え、精神科医に相談するか、紹介します。
- ふらつきや脱力が出現した場合は、アタラックスP（25 mg）1錠 分1 就寝前に変更します。
- 眠気などの副作用が強い場合は、酸棗仁湯（さんそうにんとう）や抑肝散（よくかんさん）1〜2包 分1 就寝前に変更します。

ケアポイント

- 睡眠環境の調整を図り、室温や照明、寝間着など日頃の習慣に配慮します。
- 日中の活動量を増やし、適度な疲労感を得られるようにします。
- 太陽の日差しを浴びて、体内時計のリズムを整えます。
- 軽いストレッチや水分、牛乳の少量摂取も入眠に有効です。

33. 睡眠薬の使用が困難な睡眠障害

- 副作用が少ないと言われる睡眠薬を使っても，ふらつきます。
- 睡眠薬を飲むと朝が眠くて起きられません。
- 睡眠薬を少量にしても日中も眠くて仕方ありません。

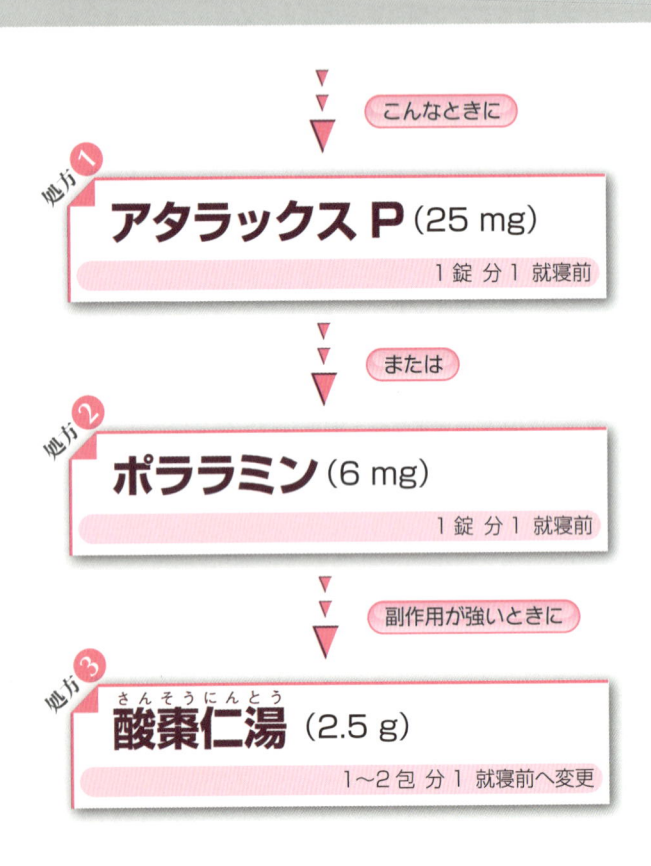

こんなときに

処方1 アタラックスP（25 mg）
1錠 分1 就寝前

または

処方2 ポララミン（6 mg）
1錠 分1 就寝前

副作用が強いときに

処方3 酸棗仁湯（さんそうにんとう）（2.5 g）
1〜2包 分1 就寝前へ変更

処方ポイント

- 就寝時の服用でなく，夕食後の服用を考えることもあります。アタラックスP（25 mg），抑肝散（よくかんさん），ロゼレム（8 mg）などが用いられます。
- ビタミンB_1，ビタミンB_{12}，エルカルチンを就寝時に服用することで入眠障害や中途覚醒が改善することがあります。

ケアポイント

- 眠りやすいよう睡眠環境の調整を図り，室温や照明，寝間着など日頃の習慣を配慮します。
- 日中の活動量を増やし，適度な疲労感を得られるようにします。
- 散歩など，太陽の日差しを浴びて，体内時計のリズムを整えます。

34. 熟眠障害・中途覚醒・早朝覚醒

- 夜間，何回もトイレに起き，眠れません。
- 夢ばかり見ていて，寝た気がしません。
- 朝早く目が覚めてしまい，その後は横になっていても眠れません。

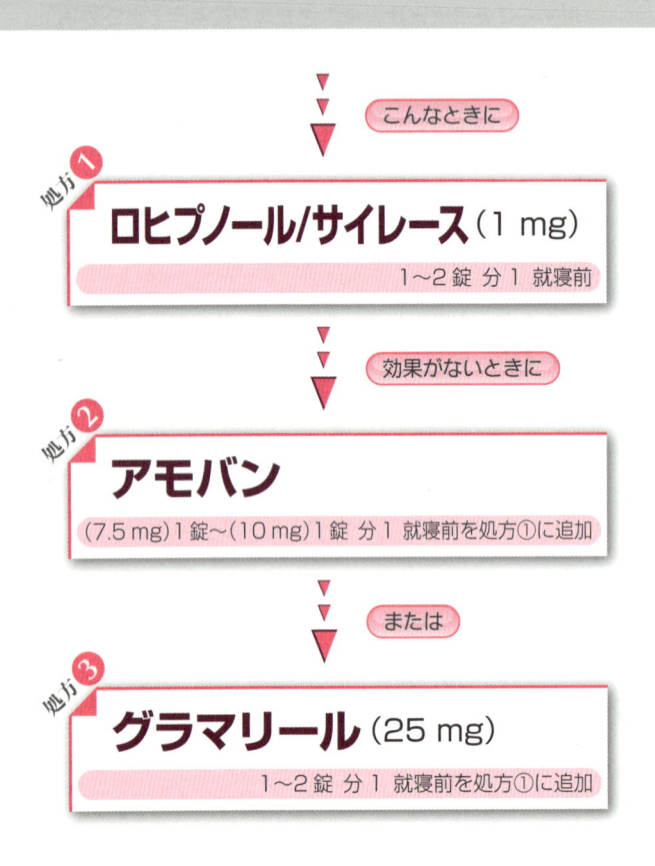

こんなときに

処方1

ロヒプノール/サイレース（1 mg）

1～2錠 分1 就寝前

効果がないときに

処方2

アモバン

(7.5 mg)1錠～(10 mg)1錠 分1 就寝前を処方①に追加

または

処方3

グラマリール（25 mg）

1～2錠 分1 就寝前を処方①に追加

処方ポイント

- 入眠剤を増量しても長時間睡眠にはなりません。しかし，長時間作用する睡眠薬を多量に投与すると，翌日の起床は困難になります。
- 夜間12時前後に覚醒する場合は，短時間作用する入眠剤で対応可能です。
- 早朝3時以降に睡眠薬の再度の服用は行いません。
- ビタミンB_1，ビタミンB_{12}，エルカルチンを就寝時に服用することで，入眠障害や中途覚醒が改善することがあります。
- ロゼレム（8 mg）1錠を夕食前ないし夕食後に使用することもあります（睡眠剤と併用可能です）。

ケアポイント

- 規則正しい生活を送れるように，起床時間を決定します。就寝時間は，起床時間の8時間前として，睡眠剤を服用させます。
- 運動や散歩などの活動量を増やし，適度な疲労感で眠れるようにします。

35. 過眠傾向

- 1日中横になっていて寝ているようですが，夜もまた眠れます。

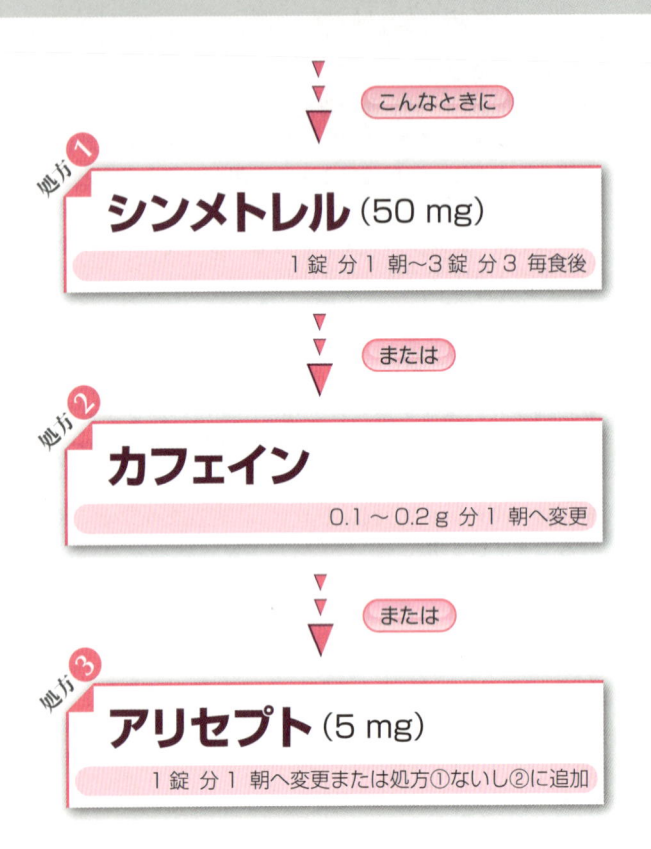

こんなときに

処方1
シンメトレル（50 mg）
1錠 分1 朝～3錠 分3 毎食後

または

処方2
カフェイン
0.1～0.2 g 分1 朝へ変更

または

処方3
アリセプト（5 mg）
1錠 分1 朝へ変更または処方①ないし②に追加

処方ポイント

- 意欲低下と意識レベルの低下がないか判断します。ある場合は，それぞれの症状に適した処方をします。

ケアポイント

- 運動や散歩など日中の活動を勧めます。

> ●不眠症
>
> 　早朝の3時頃に起きだして，その後は眠らずに動き回っているために，家族が不眠症になって困ると受診された例があります。その人は認知症と診断されていて，不眠症もあるため短時間作用型の睡眠薬を処方されていました。早朝覚醒には長時間作用型の睡眠薬を使用すればよいのではと判断して，薬剤を処方しました。ところが，全然改善はせず，相変わらず午前3時には起き出しては片付けをしていると言うのです。
>
> 　後でわかったことですが，この患者さんは夕方6時に食事をして7時前にはもう寝てしまうというのでした。そのため，家族は就寝前という薬の指示があるために，6時45分ころ薬剤を服用させていました。起床が望ましい8時間ほど前に睡眠薬は服用させて下さいと伝えたところ，患者さんは朝6時まで寝ることになりました。

36. むずむず脚症候群

- 足が変な感覚で寝付けません。
- 足が熱っぽくて寝付けません。

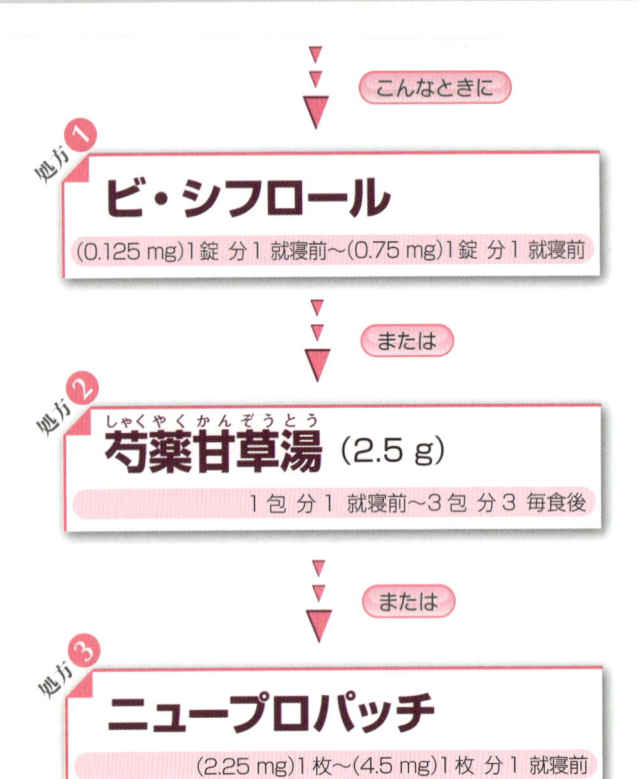

こんなときに

処方1
ビ・シフロール
(0.125 mg)1錠 分1 就寝前〜(0.75 mg)1錠 分1 就寝前

または

処方2
芍薬甘草湯（2.5 g）
1包 分1 就寝前〜3包 分3 毎食後

または

処方3
ニュープロパッチ
(2.25 mg)1枚〜(4.5 mg)1枚 分1 就寝前

処方ポイント

- ビ・シフロールは，（0.125 mg）1錠より開始し，日中傾眠や消化器症状（嘔気，胃部不快感）に注意しながら，むずむず脚の症状の軽減に併せてゆっくりと1～2週間ごとに増量して行きます。
- 芍薬甘草湯を継続投与する場合，低カリウム血症にならないように定期的に電解質をチェックします。
- 最近，ニュープロパッチやレグナイトなどの薬剤も発売されました。ビ・シフロールや芍薬甘草湯で効果がみられないか不十分のときは使用を試みましょう。

37. レム睡眠行動障害

- 夜間寝言がひどく，時に手や足を振り回したり，起きて動き出したり，ベッドから落ちます。

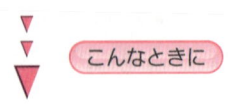

こんなときに

処方1

リボトリール
(0.5 mg) 1錠 分1 就寝前～(2 mg) 1錠 分1 就寝前

処方ポイント

- レム睡眠行動障害の場合は専門医で確定診断を受けた後に治療を開始します。
- 半数は原因不明といわれていますが，薬剤投与でほとんどが改善します。

ケアポイント

- 転倒・転落防止のため，ベットは避け，布団にします。
- 治療で症状が改善するまで，家族が同じ部屋で寝ないように指導します。他害行為を防ぐためです。

●ターミナル状態とは

　全米ホスピス緩和ケア協会が決めた「ターミナル」ケアとは、「死が間近に迫っている時期（おおむね6ヵ月以内）に，症状の緩和と患者及び家族に対する精神的支持を提供すること」を目的としたケアと定義されます。しかし，認知症の予後は現在の年齢や合併症（がん，心不全，慢性肺疾患など）に大きく影響・依存するため，期間を決めることは困難です。なお，認知症のターミナル状態は，がんとは異なり当事者に十分な判断力がなくなるため，家族へのケアが中心になります。しかし，本人の訴えや欲求がなくても，家族同様またはそれ以上に十分な配慮をすべきです。さらに，多くの認知症患者の場合，病状が漸次進行し，死亡することを考えると，認知症が重度になり全介護状態になる前に，ターミナル時の医療的な処置内容の事前指示書作成と，家族への死生教育は積極的に行う必要があるでしょう。

Mitchell SL, Kiely DK, Hamel MB, et al：Estimating Prognosis for Nursing Home Residents With Advanced Dementia. JAMA 2004；291(22)：2734-2740.

38. 嚥下障害

- 食物を食べるとむせてしまいます。
- 食物を口にため込み，飲み込もうとしません。
- 自分のつばにむせているようです。

こんなときに

処方 1
シンメトレル（50 mg）

1 錠 分 1 朝～2 錠 分 2 朝夕

効果が出にくいときに

処方 2
半夏厚朴湯（はんげこうぼくとう）（2.5 g）

1 包 分 1 朝食前～3 包 分 3 毎食前を処方①に追加

改善が困難なときに

処方 3
ネオドパストン（100 mg）

1 錠 分 1 朝食後～2 錠 分 2 朝，夕に変更

処方ポイント

- 服用している薬剤で薬剤性パーキンソン症候群が生じたのか否かを判断します。
- 覚醒レベルを上昇させる薬剤を使うことで，嚥下運動を自発的，自覚的にさせます。
- コバシルなどのアンジオテンシン変換酵素阻害剤はサブスタンスPを増加させ，咳反射を亢進させることで誤嚥を防ぎます。そのため，高血圧がある場合には，コバシル（2 mg）1錠 分1 朝食前 〜3錠 分3 毎食前 を投与し，高血圧がない場合は，半夏厚朴湯 1包 分1 朝食前 〜3包 分3 毎食前 を追加投与します。

ケアポイント

- 食事の形態を嚥下の状態に合わせます。
- 介助での食事の場合，介助の方法を統一することで，食事のペースや量を検討します。
- 嚥下しやすいように口腔の環境を整えます。

39. 便秘

- 便秘と下痢をくり返してつらそうです。
- 不機嫌の理由をさがしていたら何日かお通じがありませんでした。

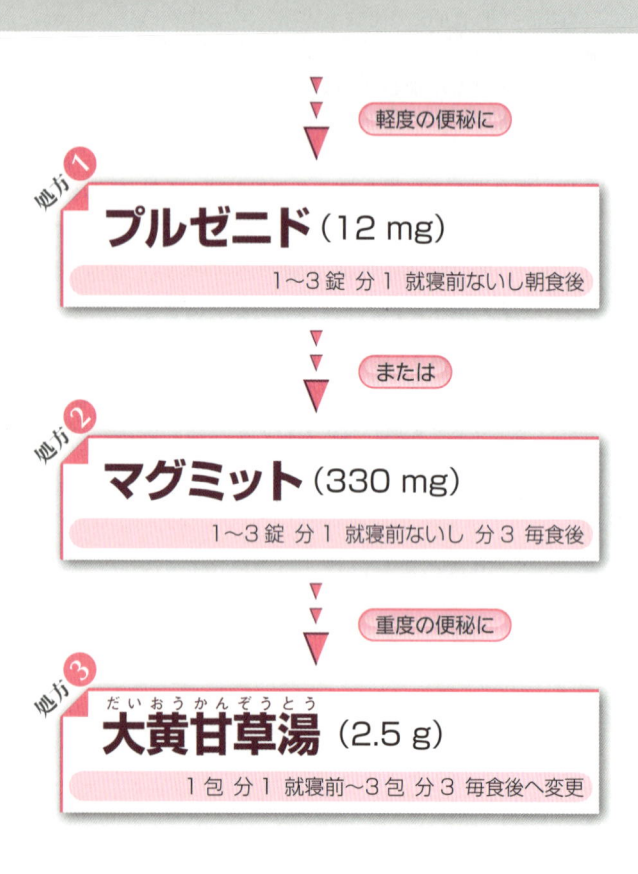

▼ 軽度の便秘に

処方1
プルゼニド (12 mg)
1～3錠 分1 就寝前ないし朝食後

▼ または

処方2
マグミット (330 mg)
1～3錠 分1 就寝前ないし 分3 毎食後

▼ 重度の便秘に

処方3
大黄甘草湯 (だいおうかんぞうとう) (2.5 g)
1包 分1 就寝前～3包 分3 毎食後へ変更

解説

- 腸の蠕動運動の不全・低下が原因のことが多いようです。そのため，腸粘膜を刺激したり，便を軟化させたり，腸内細菌を正常化するなどの方法をとります。

処方ポイント

- 排便の調整に大量の内服が必要になる場合は，浣腸を使用する方がよいと思います。
- 下痢と便秘の繰り返しは，便秘が原因です。
- 夜間に排便がある場合には，就寝前でなく朝食後に薬剤投与を試みると，日中に排便させることが可能になります。
- 腹部膨満やイレウスに近い場合は大建中湯1包 分1 就寝前〜3包 分3 毎食後用います。
- 兎の糞に似ている場合は，潤腸湯1包 分1 就寝前〜3包 分3 毎食後に用います。

ケアポイント

- 排便パターンを把握し，適度な運動を行うなどをして排便コントロールを図ります。
- 水分摂取が適切に行われているかを確認し，必要に応じて飲水を促します。
- 腸内環境を整え，毎日決まった時間にトイレに座る習慣をつけます。

40. 記憶障害（軽度）

- 同じことを何度も聞いたり，話したりします。
- 数分前に起きた出来事を覚えていません。
- 人や物の名前を思い出せなかったり，覚えられません。

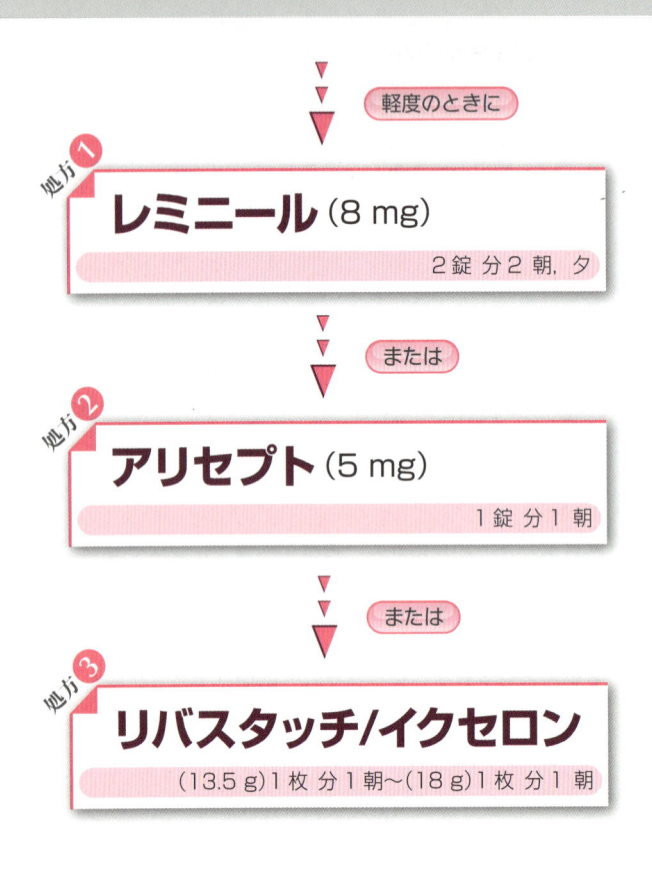

軽度のときに

処方1
レミニール（8 mg）
2錠 分2 朝，夕

または

処方2
アリセプト（5 mg）
1錠 分1 朝

または

処方3
リバスタッチ/イクセロン
（13.5 g）1枚 分1 朝～（18 g）1枚 分1 朝

解説

- 認知症の場合には，短期記憶（2～3分以内）と近時記憶（長期記憶に属し，数分から数時間内）の障害が主にみられます。記憶障害の原因は，海馬領域のアセチルコリンの低下とグルタミン酸の過剰です。

処方ポイント

- 原則として，コリンエステラーゼ阻害薬を使用しますが，薬剤間に優劣がないといわれます。しかし，コリンエステラーゼ阻害薬の副作用の有無を早期に判定するためには，レミニールないしアリセプトが良いと思います。
- レミニールの処方は，最初の1ヵ月（4 mg）2錠 分2 朝，夕 で副作用の有無を判断した後に，（8 mg）2錠 分2 朝，夕 として経過をみます。
- アリセプトの処方は，最初の2週間（3 mg）1錠 分1 朝 で副作用の有無を判断した後に（5 mg）1錠 分1 朝 として経過をみます。
- ただし，肝障害がある場合は，リバスタッチまたはイクセロンを選択すべきです。一方腎障害がある場合は，アリセプトやレミニールを選択すべきです。
- リバスタッチまたはイクセロンはアルツハイマー型認知症の進行抑制効果が強いと言われています。

ケアポイント

- 一度に覚える情報を少なくし，繰り返し覚えます。また，言葉だけでなく，五感を活用します。
- いつも使うものは置く場所を決めて，使ったら戻す習慣をつけます。
- 大切な約束や予定は，メモやノートに記載する習慣をつけます。また，目につく場所に書いておきます。

41. 記憶障害(中度～重度)

- 家事ができなくなったり，買い物に行って迷います。
- 着衣，入浴，排泄などがうまくできません。
- 家族の名前や自分の年齢がわからなくなります。

処方 1
リバスタッチ/イクセロン
(13.5 g)1枚 分1 朝～(18 g)1枚 分1 朝

▼▼ または

処方 2
レミニール
(8 mg)2錠～(12 mg)2錠 分2 朝，夕

▼▼ 改善がみられないときに

処方 3
投与継続中の AD 治療薬＋メマリー
(10 mg)1錠～(20 mg)1錠 分1 就寝前に変更

処方ポイント

- 腎機能障害がある場合は，アリセプトないしリバスタッチを，肝機能障害がある場合は，レミニールないしメマリーを優先的に使用します。
- 心疾患，特に不整脈やブロックなどの伝導障害がある場合は，徐脈のチェックとともに心電図検査を定期的に行う必要があります。
- リバスタッチ・イクセロンの処方は，最初の1ヵ月（4.5）1枚 分1×朝 で副作用の有無を判断した後，2ヵ月目は（9）1枚 分1×朝，3ヵ月目は（13.5）1枚 分1×朝，4ヵ月目以降は（18）1枚 分1×朝 として経過をみます。
- 改善がみられない場合は，投与中のコリンエステラーゼ阻害薬にメマリー（10）1錠〜（20）1錠 分1×就寝前を追加します。

ケアポイント

- 言葉で伝わらないときはジェスチャーで伝えるようにします。単語で伝えるなど情報量を少なくすることが必要です。
- 表情，行動から嫌なこと，うれしいことなどを感じとれるようにしましょう。
- 行動をおこせないときは，目の前で同じ行動をしてみせると行動をおこせるようになります。
- 物事を伝えるときは1つずつ単純な言葉で，混乱しないようにします。

42. 注意障害

- 置き忘れが多く,いつも捜しものをしています。
- １つのことに気を取られると,ほかのことを忘れてしまいます。
- 家事をしているとすぐ疲れて,頭がぼんやりしてしまいます。

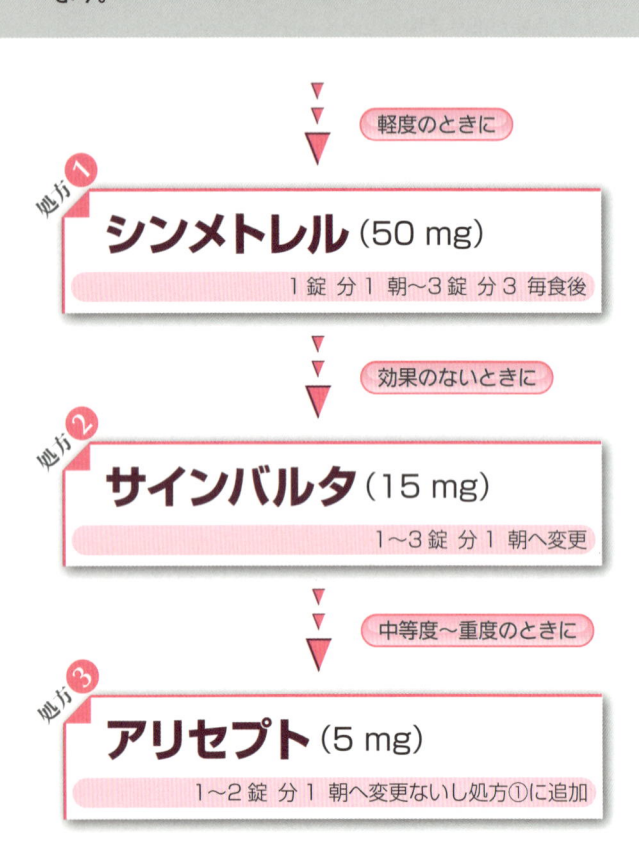

▼
軽度のときに

処方① シンメトレル（50 mg）
1錠 分1 朝～3錠 分3 毎食後

▼
効果のないときに

処方② サインバルタ（15 mg）
1～3錠 分1 朝へ変更

▼
中等度～重度のときに

処方③ アリセプト（5 mg）
1～2錠 分1 朝へ変更ないし処方①に追加

💬 解説

- 注意障害は3つに分類します。認知症ではいずれも障害されますが，分割・分配性注意の障害＞注意の容量の減少（持続・維持性の低下）＞選択的注意の障害（集中・選択性）です。
- 注意障害は，神経伝達物質ではノルアドレナリンとドパミンが関係します。

💊 処方ポイント

- 軽度の注意力低下の場合は，脳代謝改善薬により覚醒レベルを上昇させたり，抗うつ薬により意欲低下を改善させるなどの方法があります。
- 中等度以上の注意力低下の場合は，AD治療薬（アリセプトなど）や非定型抗精神病薬（エビリファイなど）を使用します。AD治療薬は記憶障害だけでなく，注意力も改善します。また，非定型抗精神病薬は，鎮静とともに，注意力を向上させる作用があります。

➕ ケアポイント

- 静かで整理整頓された，集中できる環境の調整を図ります。
- 一度に多くの作業をせず，1つずつ行います。
- 大切なことは紙に書いて，目につく場所に貼っておきます。

43. 遂行機能障害

- 旅行や行事など，将来の計画を立てることができません。
- 過去の出来事がごちゃ混ぜになり，起きた順番がわからなくなります。
- 料理の手順や，ポットやリモコンなどの器具操作の手順がわからなくなります。
- 物事の内容がわかっていても，優先順位が付けられず，いきあたりばったりの行動をします。
- 自分から自発的に物事を始めることができず，受け身になります。

こんなときに

処方 1
エビリファイ（3 mg）

0.5～2 錠 分 1 就寝前

効果がないときに

処方 2
リスパダール（1 mg）

0.5 錠 分 1 就寝前～4 錠 分 2 朝，就寝前へ変更

または

処方 3
ジプレキサ

(2.5 mg) 1 錠 分 1 就寝前～(5 mg) 2 錠 分 2 朝，就寝前へ変更

解説

- 遂行機能とは日常生活における様々な場面において生じる問題や課題に対して適切に反応し，それらを上手に解決していく能力です。神経伝達物質のドパミン，ノルエピネフリン，GABA（ガンマアミノ酪酸）などの多くの神経伝達物質が関係します。

処方ポイント

- 非定型抗精神病薬は，いずれの薬剤も遂行機能を改善します。
- 副作用が少ない薬剤の順に使用する方がよいと思います。そのため，リスパダールはパーキンソン症状がでなければ，第1選択として使用できます。

ケアポイント

- 障害されている部分（できない部分）を見極め，どのような援助でできるようになるのかを考えます。また，できている部分を活かし，行えるものを選択していきます。
- 指示は具体的に，ポイントをわかりやすく伝えます。また，行うことを言葉に出して，確認する習慣をつけます。
- することを目に見える場所に貼りだします。

付録

製品の主な作用と副作用

○アタラックスP（25 mg）1カプセル
- 一般名　　　　ヒドロキシジン
- 分類　　　　　抗アレルギー薬，抗アレルギー性緩和精神安定剤
- 適応症（一部）神経症における不安・緊張・抑うつ，蕁麻疹，皮膚疾患に伴う掻痒
- 通常の用量　　75 mg〜150 mg
- 主な副作用　　眠気，倦怠感，口渇，尿閉など（まれだが重篤：アナフィラキシー様症状，肝機能障害・黄疸。注射の場合：同部位の壊死）
- 薬理作用　　　H1受容体拮抗作用

○アモバン（7.5 mg）1錠〜（10 mg）1錠
- 一般名　　　　ゾピクロン
- 分類　　　　　睡眠薬
- 適応症　　　　不眠症，麻酔前投薬
- 通常の用量　　7.5 mg〜10 mg
- 主な副作用　　眠気，ふらつき，めまい，口渇など（まれだが重篤：悪性症候群，呼吸抑制，依存形成など）
- 薬理作用　　　ベンゾジアゼピン受容体へ結合することで，GABA系の作用（興奮系シナプス伝導の抑制）を増強する

○アリセプト（3 mg）1錠〜（5 mg）1錠〜（10 mg）1錠
- 一般名　　　　ドネペジル塩酸塩
- 分類　　　　　認知症治療薬
- 適応症　　　　アルツハイマー型認知症の症状進行抑制
- 通常の用量　　3 mgから開始〜10 mg
- 主な副作用　　消化器系潰瘍，QT延長，興奮，不眠（まれだが重篤：心ブロック，心不全，悪性

	症候群など)
薬理作用	AchE 阻害剤。アセチルコリン分解酵素を抑制し、アセチルコリンを増加させる

○エビリファイ (3 mg) 1～3 錠
一般名	アリピプラゾール
分類	抗精神病薬
適応症	統合失調症
通常の用量	6 mg～24 mg
主な副作用	投与早期に、不眠、不安、アカアシジアなど。低血糖、食欲不振、パーキンソン症状など(まれだが重篤：悪性症候群、麻痺性イレウスなど)
薬理作用	ドパミン D2 受容体部分的アゴニスト

○カフェイン　粉末
一般名	カフェイン
分類	キサンチン系中枢興奮・強心・利尿剤
適応症 (一部)	眠気、倦怠感、血管拡張性及脳圧亢進性頭痛
通常の用量	0.1 g～0.3 g を 1 日 2～3 回服用
主な副作用	振戦、不眠、不整脈、不穏など(まれだが重篤：不整脈、呼吸促拍、けいれんなど)
薬理作用	大脳皮質などの中枢神経系を興奮させ、脳幹網様体の賦活系を刺激することにより精神機能を亢進させる。脳細動脈を収縮させ、脳血流を減少させる

○グラマリール (25 mg) 0.5～3 錠
一般名	チアプリド塩酸塩
適応症 (一部)	脳梗塞後遺症に伴う攻撃的行為、精神興奮、徘徊、せん妄
通常の用量	75 mg～150 mg
主な副作用	錐体外路症状、乳汁分泌、めまい、QT

延長など（まれだが重篤：悪性症候群，昏睡，けいれんなど）
薬理作用　　　　抗ドパミン D2，ドパミン D1 作用

○コバシル（2 mg）1〜2 錠
一般名　　　　　ペリンドプリルエルブミン
分類　　　　　　降圧薬
適応症　　　　　高血圧症
通常の用量　　　2 mg〜4 mg
主な副作用　　　発疹，ふらつき，めまい，頭痛，赤血球減少など（まれだが重篤：急性腎不全，高カリウム血症など）
薬理作用　　　　ACE 阻害作用

○コントミンまたはウインタミン（25 mg）1〜2 錠
一般名　　　　　クロルプロマジン塩酸塩
分類　　　　　　抗精神病薬
適応症　　　　　統合失調症，躁病，神経症，吃逆，麻酔前投薬
通常の用量　　　25 mg〜450 mg
主な副作用　　　光線過敏症，血圧低下，錐体外路症状（アカアシジア含む）など（まれだが重篤：悪性症候群，突然死，心室頻拍，遅発性ジスキネジアなど）
薬理作用　　　　抗ドパミン作用など

○サインバルタ（20 mg）1〜2 錠
一般名　　　　　デュロキセチン塩酸塩
分類　　　　　　抗うつ薬
適応症　　　　　うつ病・うつ状態
通常の用量　　　20 mg〜60 mg
主な副作用　　　眠気，悪心，めまい，発汗，起立性低血圧，幻覚など（まれだが重篤：セロトニン症候群，悪性症候群，けいれんなど）

| 薬理作用 | セロトニン・ノルアドレナリン再取り込み阻害作用 |

○サノレックス（0.5 mg）0.5〜1錠
一般名	マジンドール
分類	食欲抑制薬
適応症	食事療法・運動療法の効果が不十分な高度肥満（BMI 35 以上など）
通常の用量	0.5 mg〜1.5 mg
主な副作用	口渇，頭痛，睡眠障害，悪心，嘔吐など（まれだが重篤：肺高血圧症，依存形成など）
薬理作用	食欲中枢への直接作用

○酸棗仁湯 2.5〜7.5 g
効果・効能	心身がつかれ弱って眠れないもの
通常の用量	成人　1 日 7.5 g まで
主な副作用	食欲不振，胃部不快感，悪心，嘔吐，下痢など（まれだが重篤：偽アルドステロン症，ミオパシーなど）

○ジプレキサ（5 mg）0.5〜2錠
一般名	オランザピン
分類	非定型抗精神病薬
適応症	統合失調症，双極性感情障害の躁状態。＊平成 23 年より厚生労働省通達『身体的基礎疾患がある場合のせん妄』追加適応
通常の用量	5 mg〜10 mg
主な副作用	倦怠感，血糖上昇，体重増加，時に，不眠，興奮，アカアシジアなど（まれだが重篤：糖尿病性ケトアシドーシス，悪性症候群など）
薬理作用	D2 およびセロトニン受容体拮抗作用。アドレナリン，ヒスタミン受容体へも作用

付録　製品の主な作用と副作用

○芍薬甘草湯 2.5〜7.5 g

効果・効能	急激におこる筋肉のけいれんを伴う疼痛
通常の用量	成人 1日7.5gまで
投与禁忌	アルドステロン症，ミオパシー，低カリウム血症
主な副作用	過敏症，悪心，嘔吐，下痢など（重篤：偽アルドステロン症，ミオパシー，うっ血性心不全，心室細動，肝機能障害，黄疸など）
薬理作用	痙縮モデルにおける筋疲労抑制作用

○潤腸湯 2.5〜7.5 g

効果・効能	便秘（体力中等度，あるいはやや低下した人）
通常の用量	成人 1日7.5gまで
主な副作用	食欲低下，胃部不快感，腹痛，下痢など（まれだが重篤：間質性肺炎，偽アルドステロン症，ミオパシー，肝機能障害など）

○シンメトレル（50 mg）0.5〜3錠

一般名	アマンタジン塩酸塩
分類	抗パーキンソン薬
適応症	パーキンソン症候群，脳梗塞後遺症に伴う自発性低下の改善
通常の用量	100 mg〜300 mg（脳梗塞後遺症には150 mgまで）
主な副作用	興奮，不安，食欲低下，けいれんなど（まれだが重篤：心不全，悪性症候群，皮膚粘膜眼症候群など）
薬理作用	ドパミン放出促進作用 若年認知症患者の治療導入薬，ジスキネジア抑制作用

○セルシンまたはホリゾン（2 mg）1〜3錠

一般名	ジアゼパム
分類	抗不安薬
適応症	神経症における不安・緊張・抑うつ，うつ病における不安・緊張，心身症など 注射・座薬は，抗てんかん薬として使われる
通常の用量	2 mg〜15 mg まで
主な副作用	眠気，ふらつき，血圧低下，めまい，霧視など（まれだが重篤：呼吸抑制，依存形成，顆粒球減少など）
薬理作用	ベンゾジアゼピン受容体へ結合することで，GABA 系の作用（興奮系シナプス伝導の抑制）を増強する

○セレネース（1 アンプルあたり 5 mg）0.5〜2 A 点滴静脈内投与

一般名	ハロペリドール
分類	抗精神病薬
適応症	統合失調症，躁病 ＊平成 23 年より厚生労働省通達『身体的基礎疾患がある場合のせん妄』の適応
通常の用量	2.5 mg〜10 mg
主な副作用	錐体外路症状，QT 延長，血圧低下，時に，焦燥など（まれだが重篤：悪性症候群，白血球減少など）
薬理作用	抗ドパミン D2 作用

○セロクエル（25 mg）0.5〜4錠

一般名	クエチアピンフマル酸塩
分類	抗精神病薬
適応症	統合失調症 ＊平成 23 年より厚生労働省通達『身体的基礎疾患がある場合のせん妄』の適応

通常の用量	25 mg～600 mg
主な副作用	めまい，頭痛，頻脈，血糖上昇，体重増加，時に，不眠，興奮，アカアシジアなど（まれだが重篤：糖尿病性ケトアシドーシス，悪性症候群など）
薬理作用	ドパミンおよびセロトニン受容体拮抗作用。アドレナリン受容体へも作用あり

○ソラナックス (0.4 mg) 1～3錠

一般名	アルプラゾラム
分類	抗不安薬
適応症	心身症
通常の用量	1.2 mg～2.4 mg　高齢者は 1.2 mg まで
主な副作用	眠気，ふらつき，めまい，口渇など（まれだが重篤：呼吸抑制，依存形成，アナフィラキシー様症状など）
薬理作用	ベンゾジアゼピン受容体へ結合することで，GABA 系の作用（興奮系シナプス伝導の抑制）を増強する

○大黄甘草湯 2.5～7.5 g

効果・効能	便秘症
通常の用量	成人　1日 7.5 g まで
主な副作用	下痢など（まれだが重篤：偽アルドステロン症，ミオパシーなど）

○大建中湯 3～9 g

効果・効能	腹が冷えて痛み，腹部膨満感のあるもの
通常の用量	成人　1日 15 g まで
主な副作用	腹痛，下痢など（まれだが重篤：肝機能障害，過敏症など）

○テグレトール (100 mg) 0.5～3錠

一般名	カルバマゼピン

分類	抗てんかん薬
適応症	精神運動発作,てんかんに伴う精神障害,躁病,躁うつ病の躁状態,統合失調症の興奮状態など
通常の用量	200 mg～1,200 mg
主な副作用	眠気,ふらつき,めまい,頭痛など(まれだが重篤:汎血球減少,房室ブロック,SIADH,悪性症候群,中毒性表皮壊死融解症など)
薬理作用	抗けいれん作用

○デパケンまたはバレリン(100 mg) 0.5～3錠

一般名	バルプロ酸ナトリウム
分類	抗てんかん薬
適応症	てんかん,てんかんに伴う性格行動障害,躁病,躁うつ病の躁状態など
通常の用量	400 mg～1,200 mg
主な副作用	傾眠,運動失調,頭痛(まれだが重篤:高アンモニア血症をともなう意識障害,SIADH,汎血球減少など)
薬理作用	抗けいれん作用

○デパス(0.5 mg) 0.5～3錠

一般名	エチゾラム
分類	抗不安薬
適応症	神経症における不安・睡眠障害,うつ病における不安・緊張・睡眠障害,心身症など
通常の用量	1 mg～3 mg,高齢者は1.5 mgまで
主な副作用	眠気,ふらつき,めまい,口渇など(まれだが重篤:悪性症候群,呼吸抑制,依存形成など)
薬理作用	ベンゾジアゼピン受容体へ結合することで,GABA系の作用(興奮系シナプス伝導の抑制)を増強する。

○ドグマチール末　20〜100 mg および ドグマチール（50 mg）1〜4錠

一般名	スルピリド
分類	抗精神病薬
適応症	統合失調症，うつ病，胃・十二指腸潰瘍
通常の用量	300 mg〜600 mg（統合失調症） 150 mg〜300 mg（うつ病・うつ状態）
主な副作用	高プロラクチン血症，月経異常，パーキンソン症候群，遅発性ジスキネジア，時に QT 延長，心室頻拍など（まれだが重篤：悪性症候群など）
薬理作用	抗ドパミン D2 作用，潰瘍治癒促進，低用量で抗うつ効果，高用量で抗精神病作用

○ニュープロパッチ（2.25 mg）1枚〜（4.5 mg）1枚

一般名	ロチゴチン
分類	抗パーキンソン薬
適応症	パーキンソン病，中等度〜高度のレストレスレッグス症候群
通常の用量	2.25〜6.75 mg
主な副作用	突発的睡眠，幻覚，悪性症候群
薬理作用	ドパミンアゴニスト

○ネオドパストン（100 mg）1〜2錠

一般名	レボドパ・カルビドパ水和物
分類	抗パーキンソン薬
適応症	パーキンソン病，パーキンソン症候群
通常の用量	レボドパとして，300 mg〜750 mg（1日 1,500 mg を超えない）
主な副作用	嘔吐，食欲不振，興奮，不眠，不安，幻覚など（まれだが重篤：減量につき悪性症候群，錯乱，溶血性貧血，不整脈など）
薬理作用	ドパミンに転換される

○パキシル (12.5 mg) 0.5〜2錠

一般名	パロキセチン塩酸塩水和物
分類	抗うつ薬
適応症	うつ病・うつ状態, パニック障害, 強迫性障害, 社会不安障害
通常の用量	10 mg〜30 mg (うつは 40 mg まで)
主な副作用	悪心, めまい, 発汗, 心悸亢進など (まれだが重篤:セロトニン症候群, SIADH, 悪性症候群など)
薬理作用	セロトニン再取り込み阻害作用 (SSRI)

○半夏厚朴湯 2.5〜7.5 g

効果・効能	気分がふさいで, 咽喉, 食道部に異物感があり, ときに, 動悸, めまい, 嘔気などを伴う次の諸症:不安神経症, 神経性食道狭窄症, 不眠症
通常の用量	成人 1日7.5gまで
主な副作用	血清カリウム値の異常, 血圧変動, 発疹, 発赤, 瘙痒など

○ビ・シフロール (0.125 mg) 1〜3錠

一般名	プラミペキソール塩酸塩
分類	抗パーキンソン薬
適応症	パーキンソン病, レストレスレッグス症候群
通常の用量	1.5 mg〜4.5 mg (レストレスレッグス症候群は 0.75 mg を超えない)
主な副作用	めまい, 食欲不振, 突発性睡眠など (まれだが重篤:悪性症候群, 激越, せん妄など)
薬理作用	ドパミン D2 受容体ファミリーへの強い親和性

○ピレチアまたはヒベルナ（5 mg）1錠〜（25 mg）3錠

一般名	プロメタジン
分類	抗アレルギー薬
適応症	麻酔前投薬，人工冬眠，アレルギー性鼻炎，じんましん，動揺病
通常の用量	25 mg〜200 mg
主な副作用	めまい，発疹，日光過敏症，白血球減少，血圧上昇・低下など（まれだが重篤：悪性症候群など）
薬理作用	抗H1作用，ただしフェノチアジン系薬物なので，抗コリン作用，抗ドパミン作用などもあり。中枢性制吐作用，抗パーキンソン作用を併せ持つ

○プルゼニド（12 mg）1〜3錠

一般名	センノシド
分類	緩下剤
適応症	便秘症
通常の用量	12 mg〜48 mg
主な副作用	低カリウム血症，腹痛など（けいれん性便秘の患者には禁忌である）
薬理作用	大腸の蠕動運動を亢進する

○ペリアクチン（4 mg）1〜3錠

一般名	シプロヘプタジン塩酸塩
分類	抗アレルギー薬
適応症（一部）	蕁麻疹，皮膚疾患に伴う掻痒など
通常の用量	4 mg〜12 mg
主な副作用	眠気，注意力低下，いらいらなど（まれだが重篤：白血球減少症，錯乱，幻覚，けいれんなど）
薬理作用	抗ヒスタミン作用，抗セロトニン作用

○ポララミン (2 mg) 1〜3錠

一般名	d-クロルフェニラミンマレイン酸塩
分類	抗アレルギー薬
適応症（一部）	蕁麻疹, 皮膚疾患に伴う掻痒
通常の用量	2 mg〜8 mg
主な副作用	鎮静, 頭痛, 光線過敏症, 排尿困難など（まれだが重篤：白血球減少症, ショック, けいれんなど）
薬理作用	抗ヒスタミン作用

○マイスリー (5 mg) 1〜2錠

一般名	ゾルピデム
分類	睡眠薬
適応症	不眠症（統合失調症・躁うつ病に伴う不眠症は適応ではない）
通常の用量	5 mg〜10 mg
主な副作用	眠気, ふらつき, めまい, 口渇など（まれだが重篤：悪性症候群, 呼吸抑制, 依存形成など）
薬理作用	ベンゾジアゼピン受容体へ結合することで, GABA系の作用（興奮系シナプス伝導の抑制）を増強する

○マグミット (330 mg) 1〜3錠

一般名	酸化マグネシウム
分類	制酸・緩下剤
適応症	胃炎, 便秘症など
通常の用量	0.5 g〜2 g
主な副作用	下痢など（まれだが重篤：高マグネシウム血症による呼吸抑制, 意識障害, 心停止）
薬理作用	腸壁から水を奪い, 腸内容物の水分を保持, 膨大・軟化することにより, 大腸の蠕動運動を亢進する

付録　製品の主な作用と副作用

○メマリー（5 mg）2錠〜（20 mg）1錠

一般名	メマンチン塩酸塩
分類	認知症治療薬
適応症	アルツハイマー型認知症の症状進行抑制（中等度から高度）
通常の用量	5 mg から開始〜20 mg
主な副作用	めまい，頭痛，食欲不振，眠気など（まれだが重篤：けいれん，失神，攻撃性，せん妄など）
薬理作用	抗 NMDA 受容体拮抗薬

○ユベラ N（200 mg）2〜3錠

一般名	トコフェロールニコチン酸エステル
分類	血管拡張薬，脂質異常症治療薬
適応症	高脂質血症，閉塞性動脈硬化症，高血圧症
用量	300 mg〜600 mg
主な副作用	吐き気，食欲不振，ほてり
薬理作用	ビタミン E として，過酸化脂質を減少させる，ニコチン酸として，コレステロール・中性脂肪を減少させるなど

○抑肝散 2.5〜10.0 g

効果・効能	虚弱な体質で神経が高ぶるものの次の症状：神経症，不眠症，小児夜なき，小児疳症
通常の用量	成人 1日 7.5 g まで
主な副作用	食欲不振，胃部不快感，悪心，下痢など（まれだが重篤：偽アルドステロン症，ミオパシーなど）
薬理作用	抗不安作用

○リスパダール液 (0.5 mg) 1包～(1 mg) 3包
リスパダール OD (0.5 mg) 1錠～(1 mg) 3錠
一般名	リスペリドン
分類	抗精神病薬
適応症	統合失調症
	＊平成23年より厚生労働省通達『身体的基礎疾患がある場合のせん妄』の適応
用量	1 mg～6 mg
主な副作用	傾眠，ふらつき，悪心，血糖上昇，時に，不眠，不安，錐体外路症など（まれだが重篤：悪性症候群，不整脈など）
薬理作用	抗D2作用，抗5HT2A作用，

○リーゼ (5 mg) 0.5～3錠
一般名	クロチアゼパム
分類	抗不安薬
適応症	心身症，自律神経失調症
通常の用量	15 mg～30 mg
主な副作用	眠気，ふらつき，めまい，口渇など（まれだが重篤：依存形成など）
薬理作用	ベンゾジアゼピン受容体へ結合することで，GABA系の作用（興奮系シナプス伝導の抑制）を増強する

○リバスタッチまたはイクセロン (9 mg) 1枚～(18 mg) 1枚
一般名	リバスチグミン
分類	認知症治療薬　貼付剤
適応症	アルツハイマー型認知症の症状進行抑制（軽度および中等度）
通常の用量	4.5 mgから開始～18 mg
主な副作用	食欲不振，不安，攻撃性，せん妄など（まれだが重篤：心筋梗塞，心ブロック，胃出血）

薬理作用	AchE 阻害剤 アセチルコリン分解酵素を抑制し，アセチルコリンを増加させる

○リボトリール (0.5 mg) 0.5〜2錠

一般名	クロナゼパム
分類	抗てんかん薬
適応症	運動発作，自律神経発作（REM 睡眠行動障害）
通常の用量	1 mg〜6 mg
主な副作用	眠気，ふらつきなど（まれだが重篤：重症筋無力症，急性狭偶角緑内障など）
薬理作用	ベンゾジアゼピン受容体に結合し，GABA ニューロンの作用を増強

○ルボックス (25 mg) 1〜3錠

一般名	フルボキサミンマレイン酸塩
分類	抗うつ薬
適応症	うつ病・うつ状態，強迫性障害，社会不安障害
通常の用量	25 mg〜150 mg
主な副作用	眠気，悪心，めまい，高プロラクチン血症（まれだが重篤：けいれん，錯乱，セロトニン症候群，悪性症候群など）
薬理作用	セロトニン再取り込み阻害作用（SSRI）

○ルーラン (4 mg) 0.5〜2錠

一般名	ペロスピロン塩酸塩
分類	抗精神病薬
適応症	統合失調症
通常の用量	12 mg〜48 mg
主な副作用	錐体外路症状，便秘，プロラクチン上昇，めまい，時に不眠，不安など（まれだが重篤：悪性症候群，SIADH，糖尿病性ケ

薬理作用	トアシドーシス） 抗5HT2A作用，抗ドパミンD2作用

○レグナイト（300 mg）1～2錠

一般名	ガバペンチン，エナカルビル
分類	レストレスレッグス症候群治療剤
適応症	中等度から高度の特発性レストレスレッグス症候群。ガバペンと適応症は異なる。
通常の用量	600 mg
主な副作用	めまい，眠気，吐気（まれだが重篤：急性腎不全，皮膚粘膜眼症候群，横紋筋融解症）
薬理作用	カルシウムチャンネルに作用し，カルシウムの流入を抑制する。脳内のGABA量を増加させる

○レスリン（25 mg）0.5～2錠

一般名	トラゾドン塩酸塩
分類	抗うつ薬
適応症	うつ病・うつ状態
通常の用量	75 mg～200 mg
主な副作用	眠気，パーキンソン症候群，めまい，低血圧，排尿障害など（まれだが重篤：心室性期外収縮，錯乱，セロトニン症候群，悪性症候群など）
薬理作用	セロトニン再取り込み抑制作用

○レミニール（4 mg）2錠～（12 mg）2錠

一般名	ガランタミン
分類	認知症治療薬
適応症	アルツハイマー型認知症の症状進行抑制（軽度および中等度）
通常の用量	8 mgから開始～24 mg
主な副作用	肝炎，食欲不振，不眠など（まれだが重

	篤：失神，心ブロックなど）
薬理作用	AchE 阻害剤。アセチルコリン分解酵素を抑制し，アセチルコリンを増加させる。ブチルコリンにも影響

○レメロンまたはリフレックス（15 mg）0.5～2 錠

一般名	ミルタザピン
分類	抗うつ薬
適応症	うつ病・うつ状態
通常の用量	15 mg～45 mg
主な副作用	傾眠，振戦，体重増加など（まれだが重篤：セロトニン症候群，SIADH，無顆粒球症など）
薬理作用	auto receptor $α2$ 受容体に作用する

○ロゼレム（8 mg）1 錠

一般名	ラメルテオン
分類	睡眠薬
適応症	不眠症の入眠困難
通常の用量	8 mg
主な副作用	めまい，頭痛，プロラクチン上昇（まれだが重篤：アナフィラキシー様症状など）
薬理作用	メラトニン受容体への刺激

○ロヒプノールまたはサイレース（1 mg）0.5～2 錠

一般名	フルニトラゼパム
分類	睡眠薬
適応症	不眠症，麻酔前投薬
通常の用量	0.5 mg～2 mg　　高齢者は 1 mg
主な副作用	眠気，ふらつき，めまい，口渇など（まれだが重篤：悪性症候群，呼吸抑制，依存形成など）
薬理作用	ベンゾジアゼピン受容体へ結合すること

で，GABA 系の作用（興奮系シナプス伝導の抑制）を増強する

○ワイパックス（0.5 mg）0.5〜3 錠
一般名　　　　ロラゼパム
分類　　　　　抗不安薬
適応症　　　　神経症，心身症
通常の用量　　1 mg〜3 mg
主な副作用　　眠気，ふらつき，めまい，立ちくらみ，口渇など（まれだが重篤：依存形成，刺激興奮，錯乱など）
薬理作用　　　ベンゾジアゼピン受容体へ結合することで，GABA 系の作用（興奮系シナプス伝導の抑制）を増強する

○ワゴスチグミン散（0.5%）1〜2 g
一般名　　　　　　ネオスチグミン
分類　　　　　　　副交感神経興奮・抗コリンエステラーゼ剤
適応症（一部）　　弛緩性便秘
通常の用量　　　　1 g〜3 g
主な副作用　　　　過敏症，腹痛，血圧低下，発汗，線維束攣縮など（まれだが重篤：コリン作動性クリーゼ，不整脈）
薬理作用　　　　　アセチルコリン分解酵素を抑制することによりアセチルコリン作用を増強

Basic Knowledge

全認知症患者数の9割以上を占める4大認知症という疾患について概略をまとめました。

1. アルツハイマー型認知症 (Alzheimer Disease：AD)

記憶障害や注意障害で発症し，遂行機能障害，失語・失行・失認が加わります。アミロイドβ蛋白の沈着による神経細胞の脱落・減少が原因です。また，男性より女性に多くみられます。

表1は，アルツハイマー型認知症チェックリストで，8項目中3項目がみられたとき，ADを疑います。

2. 血管性認知症 (Vascular Dementia：VaD)

脳血管障害（脳梗塞，脳出血，くも膜下出血）が原因で起こる二次的な認知症で，血管の障害部位によって症状も異なり，認知機能が同じ程度に障害されずにばらつくため「まだら認知症」ともいわれます。脳血管障害と認知機能の障害の発症時期については，ほぼ同時期とすることができます（ただし，筆者はNINDS-AIREN基準のように3ヵ月以内とは厳格には考えていません）。

脳血管障害は老年期に多く発症しますが，原因は35歳以前と以後では異なるといわれます。すなわち，35歳以前は，脳梗塞では非アテローム性血管障害，凝固・血液粘度異常，静脈血栓症，遺伝疾患，薬物乱用が，脳出血・くも膜下出血では動静脈奇形，血液疾患，もやもや病が多いようです。一方，35歳以降では，老年期も含め，アテローム硬化，高血圧，糖尿病，心房細動，高脂血症，動脈瘤などが多いようです。

表2はVaDの診断のためのチェックリストで，代表はハチンスキーの虚血スコアです。

3. レビー小体型認知症
(Dementia with Lewy Body：DLB)

認知機能の障害と共に，パーキンソン症状（動作緩慢・筋強剛・姿勢反射障害など），幻覚・妄想（主に幻視）やレム睡眠行動障害（悪夢を伴う大声など）が出現します。ただし，初期から中期にかけては，記憶障害はあまり目立たず，頻回に現れる幻視，認知機能の変動（日中の傾眠や覚醒時の混乱），パーキンソン症状，レム睡眠行動障害，うつ状態，自律神経症状（失神など）がみられます。

パーキンソン病と同じように，αシヌクレインの沈着による神経細胞の脱落・減少が原因となります。最近は，記憶障害に幻覚を伴う状態が現れるとDLBとただちに診断されることが多いようですが，VaDや身体疾患による意識障害（せん妄）を精査鑑別すべきです。

表3は，DLBの臨床診断基準です。

4. 前頭側頭葉変性症
(Frontotempolar lobular Degeneration：FTLD)

行動障害やパーソナリティ障害を示す前頭葉症状優位の型と，言語障害を示す側頭葉症状優位の型に分けられます。なお，前頭側頭型認知症（bvFTD）は前頭側頭葉変性症（FTLD）の前頭葉優位型の1つに含まれます（図1）。沈着物質の種類にはタウ，TDP-43，FUS，ユビキチンなどがあり，種々雑多な疾患を含んでいます。

表4は，FTLDの代表疾患の1つであるピック病（前頭葉優位のピック病と側頭葉優位のピック病を含む）のチェックリストです。40歳以上の対象者で，10項目中3項目以上認められたときにピック病を疑います。

Advanced Knowledge

1. 鑑別すべき疾患

BPSD の発生頻度は国によって異なるようですが,疾患によっても異なります(表5)。特に,DLB には,幻覚,妄想,うつ状態などが高頻度に認められるため,他の疾患との鑑別をしっかりすべきです。

BPSD の項目中,幻覚・妄想がみられた場合には意識障害(せん妄)や統合失調症の再燃を,うつ症状がみられた場合には,うつ病や他の症状精神障害を含む器質性精神障害を鑑別する必要があります。

なお,中核症状の記憶障害,注意障害や遂行機能障害については,意識障害とともに知的障害,発達障害や高次脳機能障害が鑑別すべき疾患になっています。

2. 適応外処方とされている薬剤の扱い

適応外処方とは,医薬品を承認内容に含まれない目的で使用することで,原則として自由診療扱いとなり保険診療とは併用できません。しかし,平成23年9月26日,クエチアピン(セロクエル),ペロスピロン(ルーラン),ハロペリドール(セレネース/リントン)については,「器質的疾患に伴うせん妄・精神運動興奮状態・易怒性」に対して処方した場合には,審査上認めるという通達が出ました。また,リスペリドン(リスパダール)については,上記の項目に加えて「パーキンソン病に伴う幻覚」も承認されました。

なお,他の薬剤については,この承認はないため,適応症を参考にし,注意して使用してください。

3. 臨床心理検査

HDS-R や MMSE はルーチン化された臨床心理検査として実施すべきです。ただし,これらの得点のみで認知症の有無や程度を評価すべきではなく,本人の学歴を確認し,得意・不得意も配慮する必要があります(知的障害やうつ

が得点に影響するためです)。また,認知症の程度が,軽度か正常範囲か判断に迷う場合は,三宅式記銘力検査,日本語版 COGNISTAT 認知機能検査,日本版 RBMT リバーミード行動記憶検査などを実施し,さらに判別不能の場合は WMS-R(ウエクスラー記憶検査)か WAIS-Ⅲ(ウェクスラー成人知能検査)を実施すべきです。

4. 妄想の種類

妄想とは,「病的な誤った判断や観念」です。内容は,不可解なもので,強く確信されているため,指摘や説得などでは訂正はできません。

1) 被害妄想

周囲から見張られている・悪口を言われる・嫌がらせをされるなどがあります。

2) もの盗られ妄想

正確な置き場所を忘れることが原因といわれ,AD や VaD に認められることが多いようです。「大事なもの(多くの場合,財布,通帳,本人にとっての大切なもの)がなくなった」,「○○さんが盗んだ」,「持って行ってしまった」という形が多いようです。

3) 嫉妬妄想

パートナーが,「浮気をしている」という妄想です。アルコール依存症などで多いといわれますが,認知症でも起こります。夜中に人が見えるなどの幻覚から発展して,浮気だと妄想を形作る例もあります。

4) 人がいる

幻の同居人症候群(家に誰かが住んでいる)や鏡現象(自分の鏡像を自分と認識できない)が含まれます。鏡現象の場合,その姿を赤の他人と思い,興奮したり,逆に親しみ深く対応することもあります。AD や DLB に多く認められますが,FTD には認めません。

5) カプグラ症候群

家族などが瓜二つの替え玉(入れ替わり)に見える誤認(この場合,ソジーの錯覚ともいいます)で,偽者や替え

玉と信じ込みます。認知症以外にも，統合失調症・心因性健忘・高次脳機能症候群（頭部外傷・脳梗塞）・急性錯乱状態などにみられます。

6）自分の家でない

帰宅願望は，自分の家を覚えていないことによる帰宅欲求です。夕方の不穏や無断外出は，「たそがれ症候群・夕暮れ症候群」といわれていますが，覚醒レベルの低下（意識変容），黄昏に対する不安と帰宅習慣などが原因といわれています。

7）見捨てられ妄想

被害妄想に含むことも可能ですが，施設に入所された人にみられることが多いため，妄想ではなく現実であることもあります。判断や理解などの認知機能が比較的保たれている状況で生じます。

8）テレビ体験

テレビの中の人が実際の人で部屋にいると思い，テレビに話しかけたりするものです。幻の同居人症候群同様に，幻覚でなく，誤認（知覚障害）と考えられています。

9）重複記憶錯誤

本来1つの物が複数存在するというものです。一人娘が目の前にいても，「他に同じ娘がいる」と言います。自分の家にいても，そこが自分の家とわかっていても，他にも同じ家があるといいます。自分の家でないという帰宅欲求とは異なります。

10）微小妄想（貧困妄想・罪業妄想・虚無妄想・コタール症候群）

貧困妄想（貧乏になってしまった，お金がないので治療も受けられない），罪業妄想（自分は罪を犯したので警察に捕まり罰せられる），虚無妄想（自分の内臓がなくなってしまった），コタール症候群（永劫に苦しみの中にいるので死んでも苦しみから逃れることができない）などがあります。

突飛に聞こえるため，統合失調症を疑われることがありますが，頻度としては，うつ病でみられることが多いよう

です。とてもつらい体験であるため，自殺につながることもあります。

5. 心気症状

自分の体の一部分の機能や健康状態に対して，過度に囚われたり，不安をもち，他人に執拗に訴える状態をいいます。内容は，耳鳴り，肩こり，胃腸の調子，便通，頭重感などが多いようです。認知症の人の場合，訴えの内容が曖昧なものや，症状が状況（環境）によって変動することもあります。時に慢性化して固執する症例や，心気妄想（重大な病気になっている）に発展することもあります。薬物療法以前に環境調整が必要です。

6. 幻覚

知覚する対象が実在しないのに，知覚として体験されることです。

1) 幻聴

聴覚領域の幻覚です。意識清明のときにみられることが多いようです。悪口が聞こえたり，患者本人の行動や考えに口を出す声が聞こえます。統合失調症に多く，認知症はまれです。時に，側頭葉てんかんの部分発作として体験することもあります。

2) 幻視

視覚領域の幻覚です。意識が障害されているときに多いといわれます。せん妄，認知症，特に DLB には多くみられます。

3) 幻臭

嗅覚領域の幻覚です。

4) 幻味

味覚領域の幻覚です。

5) 幻触，体感幻覚など

皮膚感覚や一般体制感覚などの領域の幻覚です。ピリピリする，むずむずする，などと訴えます。また，「皮膚の下を虫が這っている」といった妄想と結びついたものもあ

ります（皮膚寄生虫妄想）。

7. うつ状態

　うつ病は，表6のような症状が 5項目以上で，かつ2週間を超えてみられるときに診断します。しかし，うつ状態については，表のような症状がみられれば，項目数や期間は問わなくてよいと思います。

表1. アルツハイマー型認知症(AD)チェックリスト

☐ 1. エピソード記憶中心に重度の記憶障害がみられる
- エピソード記憶とは、日常生活上の出来事、いつ、どこで、何をしたかを忘れること。
- 日常生活では、置き忘れがひどく、常に捜し物をしている。
- 伝言の内容を忘れたり、伝言があったこと自体を忘れる。
- 買物に行っても買う予定の物を忘れて、別の物を買ってくる。

☐ 2. 時間の見当識が障害される
- 今日は何月何日か、今は何時かがわからないこと。
- 昼寝をした後、朝と勘違いする。

☐ 3. 場所の見当識が障害される
- 知っている道で迷うこと。
- 現在、自分のいる場所がわからない、または迷子になる。

☐ 4. 言語の障害がある
- 日常使用している品物や道具の名前を忘れ、代名詞の使用が多くなる。
- 言葉の数は多いものの、まとまりに欠けて、内容が理解しにくい。
- 進行すると、「ありがとうとう」のように文末を繰り返す語間代がみられることがある。

☐ 5. 失認・失行がある
- アナログ時計では時刻がわからない。また、時計の絵が書けない。
- 少し進行した場合、手指の名前がわからなかったり、左右が混乱する。
- 衣服を逆にしたりボタンがはまらずに、着られなくなる。

☐ 6. 記憶障害は年単位でゆっくり進行する
- 通常、夜間に一時的に悪化することや、数日の間で、明らかな悪化や改善の変化をすることはない。このような場合は意識障害である。

☐ 7. 取り繕いや場あわせの反応をする
- 日常生活に支障が出てきても、「特に困らない、普通」などと、取り繕って協力を求めない。
- 日時の質問では、「忙しくて新聞を見なかった」、「カレンダーを見てくれば良かった」、好きな食物の質問では、「何でも好き」などと、答えられなくても上手に相手に合わせた対応をとる。

☐ 8. 作話がある
- 記憶を補うために、故意ではなく嘘の話をする。
- 内容が会話の途中で変化したり、矛盾しても気づかない場合が多い。

(若年認知症家族会編:若年認知症 本人・家族が紡ぐ7つの物語. 中央法規出版, 東京, 2006より改変して引用)

表2. 血管性認知症(VaD)の診断のためのチェックリスト

特徴		虚血スコア*2	血管スケール*3	修正虚血スコア*4
1. 急激に発症する(1日以内)		2	1	2
2. 階段的に悪化する		1		
3. 脳卒中の既往がある		2	4	1
4. 症状が消長することがある		2		
5. 人格が保たれる		1		
6. 抑うつ症状がある		1		
7. 身体的訴えが多い		1		
8. 感情失禁がある		1		
9. 高血圧の既往がある		1	1	
10. 他のアテローム硬化の合併がある		1		
11. 神経学的局所症状がある		2	2	2
12. 錐体路症状(四肢の麻痺など)がある			1	
13. 神経学的局所徴候がある*1		2		2
14. EEG検査で、局所性徐波が見られる			1	
15. CT検査で、脳の局所に萎縮所見がある			2	
16. CT検査で、低吸収域が見られる	16.1. 単発性である			2
	16.2. 多発性である			3
合計		/17	/10	/12
<判定>アルツハイマー病		≦4	≦5	≦2
血管性認知症		≧7	≧6	≧5

*1 神経学的局所徴候とは,バビンスキー反応などの部分的な動きを意味する。
*2 Hachinski ら
*3 Portera-Sanchez ら
*4 Loeb ら

表3. レビー小体型認知症(DLB)の臨床診断基準

新臨床診断基準	発生頻度
1. 必須症状 (probable または possible のいづれの診断にも必須)	
a) 正常な社会的または職業的機能に障害をきたす程度の進行性認知機能障害の存在。 b) 記憶障害は病初期には目立たないこともあるが，通常進行とともに明らかになる。 c) 注意，実行機能，視空間機能の障害が特に目立つことがある。	
2. 中核症状 (probable は 2 つが，possible は 1 つが必要)	
a) 注意や明瞭さの著明な変化を伴う認知機能の変動 b) 現実的で具体的な内容の繰り返される幻視体験 c) パーキンソニズムの出現 　①固縮・寡動 　②振戦	80〜90% 80% 70% 40%
3. 示唆症状 (1 つ以上の中核症状に加え，以下の症状が 1 つ以上あれば probable，中核症状がなく以下の症状が 1 つ以上あれば possible とする)	
a) REM 睡眠行動障害 b) 向精神薬に対する感受性亢進 c) 大脳基底核におけるドーパミントランスポーター取り込み低下 (SPECT または PET 検査)	− − −
4. 支持症状	
a) 繰り返す転倒と失神 b) 一過性の意識障害 c) 重度の自律神経症状 (起立性低血圧，尿失禁) d) 幻視以外の幻覚 e) 系統的な妄想 f) うつ状態 g) 中側頭葉領域の (相対的) 保持 (CT または MRI 検査) h) 後頭葉領域の灌流低下 (SPECT または PET 検査) i) MIBG 心筋シンチグラフィーでの取り組み低下 j) 側頭葉の一過性鋭波を伴う顕著な徐波化 (脳波検査)	50% − − − − − − − − −
4. 可能性の少ないもの	
a) 局所性神経徴候や画像で裏付けられる脳卒中の存在 b) 臨床像を証明しうる身体疾患や他の脳病変の証拠の存在 c) 重度の認知症の段階でパーキンソニズムのみが初めて出現した場合	− − −

(McKeith IG, et al.: Diagnosis and management of dementia with Lewy bodies; Third report of the DLB consortium. Neurology 65: 1863-1872, 2005 より一部改変して引用。発生頻度については，長濱らの報告 (2004) より引用。−は記載ないもの)

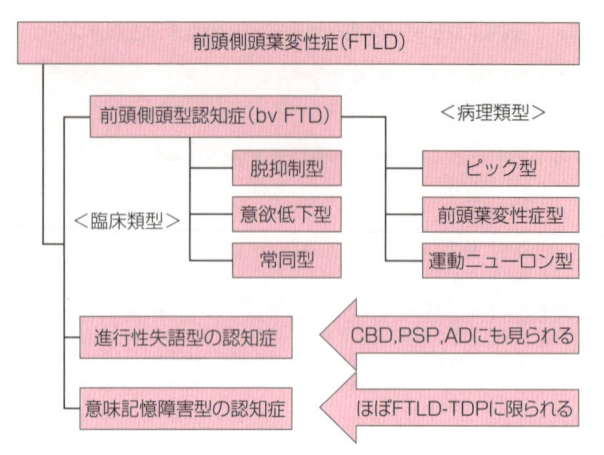

```
前頭側頭葉変性症(FTLD)
├─ 前頭側頭型認知症(bv FTD)                    <病理類型>
│   <臨床類型>  ├─ 脱抑制型          ├─ ピック型
│              ├─ 意欲低下型        ├─ 前頭葉変性症型
│              └─ 常同型            └─ 運動ニューロン型
├─ 進行性失語型の認知症        ⇐ CBD,PSP,ADにも見られる
└─ 意味記憶障害型の認知症      ⇐ ほぼFTLD-TDPに限られる
```

図1. 前頭側頭葉変性症の分類

表4. ピック病のチェックリスト

☐ 1. 状況に適さない行動
- 場所や状況に不適切と思われる悪ふざけや配慮を欠いた行動をする。
- 周囲の人に対して無遠慮な行為や身勝手な行為をする。

☐ 2. 意欲減退
- 引きこもり(閉じこもり),何もしない(不活発)などの状態が持続し,改善しない。
- 思い当たる原因は特になく,また本人に葛藤はみられない。

☐ 3. 無関心
- 自己の衛生や整容に無関心となり,不潔になる。
- 周囲の出来事にも興味を示さず,無関心である。

☐ 4. 逸脱行為(脱抑制)
- 万引きなどの軽犯罪を犯す。しかし,自分が行った違法行為の意味を理解できず,反省したり説明することができない。また,同じ内容の違法行為を繰り返す場合が多い。

☐ 5. 時刻表的行動
- 日常生活の色々な行為(散歩,食事や入浴など)を,時刻表のように毎日決まった時間に行う。この際,止めたり,待たせたりすると怒る。

☐ 6. 食物への拘り
- 毎日同じ食物(特に甘いもの)しか食べない。
- 制限なく食べる場合もある。

☐ 7. 常同言語(滞続言語),反響言語
- 同じ言葉を際限なく繰り返す。また,他人が言った言葉をオウム返しする。
- 他人が制止しても一時的にしか止まらない。

☐ 8. 嗜好の変化
- 食物の嗜好が大きく変わる(薄味だったのが,突然甘味・酸味・塩分・油を好むなど)。
- アルコールやタバコなどは,以前の量を超えて毎日大量摂取するようになる。

☐ 9. 発語障害(寡言,無言),意味障害
- 無口になったり,語彙の数が少なくなる。
- 「ハサミ」や「めがね」などの品物を見せて尋ねても,言葉の意味や使い方がわからない。

☐ 10. 初めは記憶や見当識は保持
- 初期には,最近の身の回りの出来事などに対する記憶は保たれる。
- 日時も間違えない。
- 外出しても道に迷わない。

(若年認知症家族会編:若年認知症 本人・家族が紡ぐ7つの物語.中央法規出版,東京,2006より引用)

表5. 認知症患者の集団ベースの BPSD 有病率(%)

NPI での症状	日本	米国	英国	中国
Ⅰ. 妄想	26.7	18.0	25.4	11.0
Ⅱ. 幻覚	15.0	10.5	15.1	10.7
Ⅲ. 興奮	35.0	30.3	9.0	12.3
Ⅳ. うつ・不快	21.7	32.3	20.5	23.9
Ⅴ. 不安	23.3	21.5	8.9	20.4
Ⅵ. 多幸	8.3	3.1	9.5	6.4
Ⅶ. 無為・無関心	56.7	35.9	50.3	21.7
Ⅷ. 脱抑制	8.3	12.7	−	1.3
Ⅸ. 易刺激性・不安定性	31.7	27.0	28.8	16.9
Ⅹ. 行動障害(異常行動)	31.7	16.0	12.8	12.1
他. 食欲/食事の変化	−	19.6	−	11.8

(日本老年精神医学会 監訳:認知症の行動と心理症状 BPSD. アルタ出版, 東京, 2013 より一部変更して引用)

表6. うつ病の診断基準

1. 精神症状

(1) 悲哀感や孤独感を感じる(抑うつ感情)
(2) 自分が無価値であるとか,悪いことをしたと思う(微小妄想,罪業妄想)
(3) 1日中,不安感や焦燥感(いらいら感)がある
(4) 何事にも興味がなくなったり,楽しめない(興味減退)
(5) 元気がなくなり,気力が低下する(意欲低下)
(6) 何も考えられない,または集中力が低下する(集中力障害)
(7) 寝つきが悪い,よく目を覚ます,朝が早い(入眠障害,中途覚醒,早朝覚醒)
(8) 絶望感を持ったり,自分がいない方がいいとか,自殺を考える,実行する(自殺願望,自殺企図)

2. 身体症状

(1) 全身がだるい
(2) 食欲が低下している
(3) 体重が著しく減少した(1ヵ月で体重の5%以上)

(DSM-Ⅳ-TR 診断基準を一部改変して引用)

索　引

欧　文

A
α シヌクレイン ……………… *123*
Alzheimer Disease：AD
　…………………………… *122*

B
BPSD ………………………… *124*
bvFTD ………………… *27, 123*

D
Dementia with Lewy Body：
　DLB …………… *123, 124, 127*

F
FTLD ………………………… *123*

H
HDS-R ……………………… *124*

M
MMSE ……………………… *124*

V
Vascular Dementia：VaD
　…………………………… *122*

W
WAIS-Ⅲ（ウェクスラー成人
　知能検査）………………… *125*
WMS-R（ウエクスラー記憶
　検査）……………………… *125*

和　文

あ
亜鉛欠乏症 …………………… *25*
アタラックスＰ …… *79, 80, 81*
アパシー ………………… *36, 37*
アモキサン …………………… *38*
アモバン …… *25, 33, 66, 78, 82*
アリセプト …… *19, 20, 58, 72, 73, 84, 94, 95, 97, 98, 99*
アルコール・薬物の離脱 … *21*
アルツハイマー型認知症
　……………………… *59, 122*
アルツハイマー病 …………… *51*
イクセロン ……………… *20, 97*
意識障害 …… *22, 23, 37, 60, 67, 124*
意識低下 ……………………… *77*
易刺激性 ……………………… *54*
異食 …………………………… *74*
易怒 …………………… *54, 55, 64*
意欲低下 … *36, 37, 71, 77, 85, 99*
うつ状態 ……………… *34, 38, 124*
うつ病 ………………… *34, 124, 126*
エピソード記憶 ……………… *23*
エビリファイ ………… *99, 100*
エルカルチン ………………… *81*
嚥下運動 ……………………… *91*
嚥下機能 ……………………… *77*
嚥下障害 …… *47, 49, 51, 53, 71, 90*
嘔気 …………………………… *73*
大声 …………………… *32, 33, 55, 60*

か
回顧記憶 ……………………… *23*

鏡現象	125	コミュニケーション	31, 33
過食	72	コントミン/ウインタミン	26, 52
寡動・寡言タイプ	71		
カフェイン	84	**さ**	
カプグラ症候群	125	罪業妄想	38, 126
過眠	84	サインバルタ	36, 98
環境調整	35, 41, 47, 49, 51, 55, 59, 61, 63, 65, 99, 127	サノレックス	74
記憶障害	94, 96, 124	酸棗仁湯	79, 80
帰宅願望	126	自傷	69
叫声	30, 31	嫉妬妄想	17, 125
拒食	76	ジプレキサ	18, 100
虚無妄想	126	自分の家でない	126
近時記憶	95	芍薬甘草湯	86, 87
グラマリール	16, 22, 28, 30, 32, 40, 46, 48, 50, 54, 58, 60, 62, 64, 66, 70, 82	周徊	62, 63
傾聴	31, 35, 39, 41, 45	収集癖	63
血管性認知症	59, 61, 122	熟眠障害	82
下痢	93	潤腸湯	93
幻覚	26, 123, 124	焦燥	39, 40, 42, 43, 64, 65
幻視	19, 20, 21, 22, 23, 123, 127	情緒不安定	56
幻臭	24, 127	衝動行為	27, 46, 47, 48, 49
幻触	127	食欲低下	35, 39, 41, 73, 77
幻聴	18, 19, 127	心気症状	127
幻味	24, 127	心気妄想	38
抗うつ薬	57, 99	振戦	47, 49, 51, 53
抗精神病薬	57, 64, 67	シンメトレル	22, 36, 76, 84, 90, 98
向精神薬	57	遂行機能障害	100, 124
抗認知症薬	73	睡眠障害	35, 80
抗不安薬	57	睡眠薬	80, 85
興奮	28, 29, 31, 64, 65, 69	静座不能	64, 65
固執	62	性的逸脱行為	52
コタール症候群	126	窃盗	50
コバシル	91	セルシン/ホリゾン	76
		セレネース	67, 68, 124
		セロクエル	16, 18, 22, 28, 30, 32, 70, 124

………………… 36, 37	リバスタッチ ………… 20, 97
〜ず脚症候群 ……… 86	リバスタッチ/イクセロン
〜い ……………………… 39	………………… 94, 95, 96
〜リー …………… 37, 97	リボトリール ……………… 88
〜ンチン …………………… 21	ルーラン …… 50, 52, 60, 124
〜想 …… 16, 26, 38, 123, 124	ルボックス ………… 36, 38, 62
〜の盗られ妄想 … 17, 125	レグナイト ………………… 87
	レクリエーション …… 31, 63
ゆ	レスリン …………………… 34
夜間せん妄 ……………… 61	レビー小体型認知症 … 19, 21, 123
薬物ないしアルコールの離脱 ……………………… 61	レミニール …… 19, 20, 37, 58, 72, 73, 94, 95, 96, 97
夕暮れ症候群 … 64, 65, 126	レム睡眠行動障害 …… 88, 123
ユベラN ………… 22, 44, 60	レメロン ……………… 34, 42
予期不安 ……………… 40, 41	ロゼレム ……………… 81, 83
抑肝散 … 28, 30, 42, 54, 56, 64, 79, 81	ロヒプノール/サイレース ………………… 33, 66, 67, 68, 82
	わ
ら	ワイパックス ……… 32, 42, 56
リスパダール … 16, 18, 24, 26, 31, 46, 48, 50, 59, 62, 70, 100, 101, 124	
リスパダール液 ………… 68	

前頭側頭型認知症（bvFTD）
...... 25, 51, 63, 123
前頭側頭葉変性症 123
せん妄 66, 67, 68, 70, 127
早朝覚醒 82

た
ターミナル 89
大黄甘草湯 92
体感幻覚 127
大建中湯 93
他害 69
多幸 44
たそがれ症候群 126
短期記憶 95
注意障害 98, 99, 124
中途覚醒 81, 82
重複記憶錯誤 126
つくし A・M 配合散 76
デイサービス 37
適応外処方 124
テグレトール 31, 44, 45, 46
デパケン 44, 45, 48, 54, 64
デパス 40, 78
テレビ体験 126
展望記憶 23
動悸 40, 41
透析 45
ドグマチール 24, 26, 34, 38, 56

な
ニュープロパッチ 86, 87
入眠障害 78, 81
ネオドパストン 90
眠気 39, 43
脳代謝改善薬 99

は
パーキンソ
 49, 51, 53,
徘徊 55,
破壊
吐き気
パキシル
ハチンスキーの虚血

半夏厚朴湯
反道徳的
被害妄想 17, 125,
ビ・シフロール 86,
微小妄想 12
ビタミン B_1 81
ビタミン B_1・B_{12}欠乏症 25
ビタミン B_{12} 81
ピック病 123
非定型抗精神病薬 101
人がいる 125
ピレチア/ヒベルナ 52
貧困妄想 126
不安 39, 40, 43
ふらつき 43
プルゼニド 92
便秘 41, 47, 49, 51, 53, 92, 93
暴言 31
暴力 30, 31, 55
ポララミン 80

ま
迷子 58, 59, 63
マイスリー 78
マグミット 92
幻の同居人症候群 125, 126
万引き 25, 27, 50, 51, 63
見捨てられ妄想 126

【著者略歴】

宮永 和夫（みやなが かずお）

昭和 50 年 3 月	群馬大学医学部卒業
昭和 61 年 6 月	群馬大学医学部神経精神医学講座講師
平成 10 年 6 月	群馬大学保健管理センター助教授
平成 12 年 4 月	群馬県精神保健福祉センター所長
平成 14 年 4 月	群馬県こころの健康センター所長
平成 19 年 4 月	新潟県南魚沼医療福祉センター長 南魚沼市立ゆきぐに大和病院院長

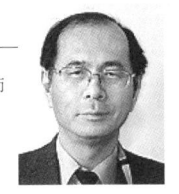

専 門
老年精神医学，若年認知症，高次脳機能障害

著 書
若年期の脳機能障害介護マニュアル．ワールドプランニング，2000．若年認知症とは何か「隠す」認知症から「共に生きる」認知症へ，筒井書房，2005．若年認知症 本人・家族が紡ぐ 7 つの物語，中央法規出版，2006．若年認知症の臨床，新興医学出版社，2007．

ⓒ2013　　　　第 1 版発行　2013 年 12 月 5 日

ビギナーの安心・実践
ステップ式認知症処方

（定価はカバーに表示してあります）

著者　　　宮 永 和 夫

検印省略

発行者　　　林　　峰 子
発行所　　　株式会社 新興医学出版社
〒113-0033　東京都文京区本郷6丁目26番8号
電話　03(3816)2853　　FAX　03(3816)2895

印刷　三報社印刷株式会社　　ISBN978-4-88002-177-5
郵便振替　00120-8-191625

- 本書の複製権・翻訳権・上映権・譲渡権・公衆送信権（送信可能化権を含む）は株式会社新興医学出版社が保有します。
- 本書を無断で複製する行為，（コピー，スキャン，デジタルデータ化など）は，著作権法上での限られた例外（「私的使用のための複製」など）を除き禁じられています．研究活動，診療を含み業務上使用する目的で上記の行為を行うことは大学，病院，企業などにおける内部的な利用であっても，私的使用には該当せず，違法です．また，私的使用のためであっても，代行業者等の第三者に依頼して上記の行為を行うことは違法となります．
- **JCOPY**〈(社) 出版者著作権管理機構 委託出版物〉
本書の無断複写は著作権法上での例外を除き禁じられています．複写される場合は，そのつど事前に，(社) 出版者著作権管理機構（電話 03-3513-6969，FAX03-3513-6979，e-mail：info@jcopy.or.jp）の許諾を得てください．